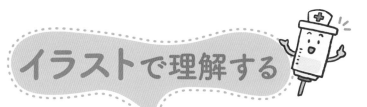

イラストで理解する

かみくだき薬理学

改訂 **3** 版

阪南市民病院 薬剤部 / 医療安全管理室

町谷安紀 著

南 山 堂

►◄► 改訂3版の序 ◄►◄

　本書は2018年に発刊して以来，おかげさまで多くの大学，短期大学，専門学校にて教科書としてご使用いただき，また学生や医療スタッフのみなさまからも「生理学と薬理学のつながりがイメージしやすい」といったご意見をいただきました．このことは筆者にとって望外の喜びとなりました．本書では，まず「その薬が体のどこで作用している，あるいはさせたいのかイメージできない」ことから脱却し，次に疾患の発生要因，そして薬を使用する目的やしくみを順序だてて理解することが重要である，というコンセプトでまとめており，これにご賛同頂けたものと安堵しました．

　医療，とりわけ薬の情報は刻一刻と更新され続けています．たとえば2020年以降，新型コロナウイルス感染症の変異や感染拡大，治療薬の登場など，数々の情報が世に発信され，医療機関がそれらに全力で対応した数年間でした．当初は「2類感染症相当」として位置づけられていましたが，2023年5月8日からは「5類感染症」に変更されました．また，新型コロナウイルス感染症だけにとらわれることなく，医療従事者には既存情報の更新への対応が常に求められます．新薬や後発医薬品の導入など，次々と確認しなければならないことは増え続けています．また，医薬品という「物」のほか，それらを扱う「人（患者さんや医療スタッフ）の考え方」も常に変化しているので，ひとつ改善してもまた新しい問題が発生してきます．医薬品に関わる医療事故が報道されることはありますが，実際は氷山の一角と言っても過言ではないでしょう．安全な医療の提供が重要視され，臨床現場が意識しなければならないのは当然ですが，国家試験でも重視されることと推察されます．

　そこで今回の改訂では，医薬品とその情報のアップデート，看護師をはじめコメディカルの国家試験の動向に合わせた変更に加えて，筆者が医薬品安全管理責任者という立場からみてきた，臨床現場で注意すべきことも含めています．また，放射線検査・治療と関連する薬剤に関して特に強化しました．昨今，放射線検査・治療に関する医療事故の報告も増加しており，診療用放射線に関連する安全管理が医療機関で求められるようになりました．

　本書は，逆説的ではありますが「国家試験で問われる内容は現在の臨床現場でも重要な実用部分，医療安全に関わる部分が問われている」という考え方から，近年出題された比較的新しい国家試験を重視しています．そのため，将来医療従事者を目指す学生さんはもちろん，医療現場で日々業務を行っている，あるいはブランクがある医療スタッフの方にも役立つ内容と思います．ただし，本書は薬物治療の「全体像と流れの理解」に主眼を置いております．初学者の方は一部の重要な薬剤を除き，「名称を覚えることよりも，まず薬を使う理由と疾患を改善する流れの理解」を重視していただきたいと思っています．なお，追加した薬剤は慎重に選んだつもりですが，引き続きご意見・ご感想を頂ければ誠に幸甚です．

　最後に，改訂3版では，明るく，幸せな世の中になるよう願いを込めて，桜をイメージしてピンク色としました．本書をご活用いただき貴重なご意見を下さった，教育者，学生，医療スタッフのみなさまに深謝申し上げます．

2023年7月

町　谷　安　紀

►◄► 初版の序 ◄►◄

　臨床の薬剤師として，医師，看護師等と共に患者さんへの医療の提供にこれまで携わり，医師，看護師等のスタッフがどのような考え方で仕事に臨んでいるのかを近くで感じながら仕事をしてきました．また，他職種の医療スタッフから求められる薬の情報は立場によってずいぶん異なるのだと感じてきました．特に新人スタッフへは色々な知識や考え方を相手の理解度に合わせて，わかりやすく提供する事が大切だと感じています．この経験は学生への講義でも活かすことができています．これまで十数年間，大学，専門学校等で薬理学や生化学の講義をする機会があり，国家試験のセミナーや講義も多く担当してきました．

　薬理学という学問は，薬の働きを学習する学問ですが，まずは体のしくみ，次に疾患の発生要因，そして最後に薬を使用する目的やしくみを順序だてて理解することが大切です．この順序で学習することにより，薬に関する生きた知識となり，行動できるようになると考えています．本書では，まず一通り薬の役割を理解することを目的にしており，詳細な説明をあえて省いているところがありますので，予めご理解頂ければと思います．

　また，本書では学問の分野の縦割りをなくし，体のつながりと薬物治療の流れを臨床に活用することを意識してまとめました．臨床への活用は看護師をはじめ，理学療法士等のリハ職や，臨床検査技師，放射線技師，管理栄養士，臨床工学技士等，多くの職種に通じます．求められる薬物治療の知識として，国家試験でも問われるものは特に重要であると考え，過去3年間の各種国家試験で繰り返し出題されている内容を意識して本書を執筆しました．特に次の点が重要と考えています．

① 重要な内容は学科，分野ごとに多少の軽重はあるものの共通部分が多くある．

② 国家試験で問われる内容は世相を映しており，臨床現場でも重要な実用部分，医療安全に関わる部分が問われている．

　初めて薬理学を学ぶ学生さんをはじめ，新人・ブランクがある医療スタッフ，薬剤師から多職種への薬のレクチャー等にぜひご活用頂ければと願っています．誠心誠意執筆いたしましたが，まだまだ至らぬ所があると思います．お気付きの点がありましたら，ご意見，ご指導を頂ければ幸いです．

　また，本書の作成にあたり，最初の読者となってお忙しい中ご意見を下さった富士谷昌典さん，富士谷 渚さん，制作を担当して下さった南山堂編集部の方々に本当にお世話になりました．この場を借りてお礼申し上げます．

　最後に，本書を手に取って下さった皆様が，薬物治療の理解と，患者さんへの安心・安全な医療の提供に寄与できればこの上ない喜びです．自分も一人の医療スタッフとして，わかりやすい薬物治療につながる様々なレクチャーを今後もライフワークとして楽しく提供し続けたいと思っています．

　2018年7月

　　　　　　　　　　　　　　　　　　　　　　　　　　　　　　　町 谷 安 紀

目　　次

第5章　気管（支）や肺に関連する疾患と治療　81

第6章　消化管に関連する疾患と治療　89

第7章　肝臓・胆管系・すい臓に関連する疾患と治療　99

第8章　体外からの防御のしくみ　107

第9章　がん（悪性新生物）と治療　121

はじめるまえに

本文中での表記には次の意味があります．

● **アンダーラインの強調** ならびに 図表中の色文字
　→ 各種国試で過去に出たキーワードを中心に，本書の理解を深めるための用語・文章

● **国家試験ポイント**
　→ 過去に各種国家試験で頻回問われた分野で，今後も問われる可能性がある重要分野

● **医療安全ポイント**
　→ 臨床現場において，念頭においておかなければならない事項

● **治療マーク** 治療
　→ その疾患の治療の考え方のポイント

　これから国家試験を受ける方も，すでに突破して再度勉強しなおそうという方にも，上記のポイントは役に立つものと思います．特に意識して読んでいただければ幸いです．

　また，本文中の英略語のフルスペルは，読みやすさを重視して巻末に「**略語一覧**」としてまとめました．適宜ご参照下さい．

第1章

薬の特徴と体の関わり

　2023年3月末の時点で，医療機関などで保険診療に用いられる医療用医薬品の数は，約1万3千程度あります．多くの薬があり，飲み薬，塗り薬，注射薬など，さまざまな種類があります．医療スタッフは薬を使用する目的や副作用を考えながら，与薬しなければなりません．薬理学はそのようなことを医療のプロとして学んでいく学問です．

　薬理学を学ぶ上で重要なことは，薬の特性を理解することと同時に，与薬する患者さんの状態も充分に把握することです．病院では乳幼児から高齢者まで，疾患のあるさまざまな患者さんに薬が使われます．

　また，医学の進歩，医療費の高騰，少子高齢化など，医療を取り巻く環境が目まぐるしく変化していく中で，薬に関する多くの医療事故が発生し，医療（患者）安全に関心が向けられています．安心・安全な医療の提供のために，薬に関連する情報の集め方や法律で決められた管理の方法についても理解する必要があります．

　現場に出たときに困ってしまうことのないよう，薬物治療の考え方について学んでいきましょう．

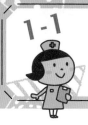

1-1 薬の種類と特徴1（内服薬）

　日常生活で使用している電気は発電所で作られ，電線を通じて私たちの住む各家庭に届けられています．それと同じように私たちの体には全身に血管が広がっていて，血管から栄養分が細胞に届けられています（図1）．薬はそのしくみを利用して，必要な所（病気の細胞など）に最適な方法で届けられています．

　本節1-1から1-3では，内服薬・外用薬・注射薬について見てみましょう．それぞれの特徴をしっかり理解したうえで，薬を使いましょう．

内服薬

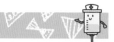

　錠剤・カプセル剤・粉薬などがあります．薬の効果を得るために，効果が長い場合は1日1回から，短い場合は1日数回飲みます．その他特徴的な内服薬もあります（図2）．

【薬の効果を長くする工夫】

　徐放剤は字の通り，「徐」というのはゆっくり，「放」は放出するという意味があり，内服後，消化管（おもに小腸）で長くゆっくり放出されるように工夫して作られています（図3）．禁止事項として，徐放剤をかみ砕いたりつぶしたりすると，薬の濃度が一気に上がるため行ってはいけません．

【配合剤と漢方薬】

　配合剤は字の通り，いくつかの成分を組み合わせたもので，たくさんの薬を飲まなくて良いように工夫された薬です．漢方薬も配合剤と同じ様にいくつかの生薬を混ぜて作られています（図4）．

漢方薬

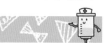

　漢方薬は配合剤と同じように2種類以上の漢方薬を組み合わせて混ぜた状態の薬です．漢方医学では疾患をもたらす一部分への治療だけでなく，体全体の症状を把握して，治療を行います．そのため，漢方薬の効能と効果は複数あります．医療用の代表的な漢方薬をまとめておきます（表1）．

【与薬時の注意事項】

　一般的には，食前（食事の30分〜1時間前）や食間（食事と食事の間のことで食後2時間位）に飲みます．その理由は食物の影響をうけず，小腸などの腸内細菌によって薬効成分が吸収されやすくなると考えられているからです．

【注意すべき副作用の一例】

　甘草（カンゾウ）に含まれている成分（グリチルリチン酸）の影響により，副腎皮質から分泌されるホルモン（アルドステロン）が増加した時に起こるような症状（偽アルドステロン症：低カリウム血症や血圧上昇など）が現れることがあります（図5）（ホルモンのはたらきは4章で解説します）．

【漢方薬と他の薬を同時に使う時の注意事項】

　複数の漢方薬や他の薬を同時に使用する時は，成分が重複して含まれていたり，同じはたらきを持つ成分によって副作用が現れたりすることがあるので注意が必要です．たとえば，小柴胡湯（ショウサイコトウ）と肝炎治療に用いられるインターフェロンの併用により間質性肺炎（肺の空気が入る部分である肺胞を除いた部分に起こる肺炎）が起こる可能性があります（図6）．

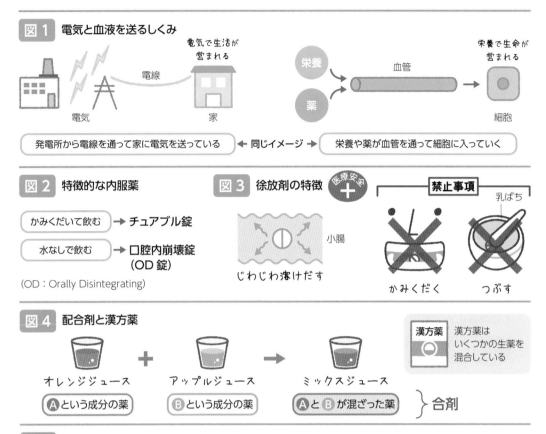

図1　電気と血液を送るしくみ

電気で生活が営まれる

電線

電気　　家

栄養で生命が営まれる

栄養

薬

血管

細胞

発電所から電線を通って家に電気を送っている　←　同じイメージ　→　栄養や薬が血管を通って細胞に入っていく

図2　特徴的な内服薬

かみくだいて飲む　→　チュアブル錠

水なしで飲む　→　口腔内崩壊錠（OD錠）

（OD：Orally Disintegrating）

図3　徐放剤の特徴　医療安全　禁止事項

乳ばち

小腸

じわじわ溶けだす

かみくだく　　つぶす

図4　配合剤と漢方薬

漢方薬　漢方薬はいくつかの生薬を混合している

オレンジジュース　＋　アップルジュース　→　ミックスジュース

Aという成分の薬　Bという成分の薬　AとBが混ざった薬　｝合剤

表1　代表的な漢方薬

漢方薬名	読み方	効　能
葛根湯	カッコントウ	かぜや肩こり
芍薬甘草湯	シャクヤクカンゾウトウ	筋肉のけいれんを伴う痛み（こむら返り）
大建中湯	ダイケンチュウトウ	腹部の膨満（蠕動運動を改善）
補中益気湯	ホチュウエッキトウ	食欲不振や高齢者の虚弱（フレイル）
麻黄湯	マオウトウ	かぜやインフルエンザ（初期）
抑肝散	ヨクカンサン	神経症や不眠などの精神神経症状の改善

図5　漢方薬の副作用の例

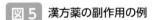

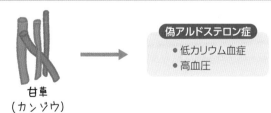

偽アルドステロン症
- 低カリウム血症
- 高血圧

甘草（カンゾウ）

図6　薬の併用に注意すべき漢方薬の例

インターフェロン　　間質性肺炎の発症

小柴胡湯　＋　　→　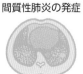

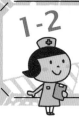

1-2 薬の種類と特徴2（外用薬）

薬は，効かせたい体の部位に届ける，あるいは最大限に効果を発揮させるために，それぞれ使い方が異なります．また，薬の形状もさまざまで，たとえば塗布剤（塗り薬）・貼付剤（貼り薬）・吸入剤（吸入薬）・坐剤（座薬）・舌下錠・バッカル錠などがあります（図1）.

塗布剤と貼付剤

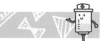

皮膚表面に使用する薬の種類は表1のとおりです．塗布剤は塗った部位に薬が浸透して効く薬です．皮膚表面の細菌による化膿を抑える抗菌薬や，炎症を抑えるステロイド薬などがあります．皮膚の炎症時に使用するステロイド薬は，炎症の強さによって使い分けます（表2）.

貼付剤はシートやシールなどに薬剤をしみ込ませた薬です．貼付剤は製剤によって目的がおもに2つあります（図2）.

① 局所作用：おもに貼った部位へ高濃度に保つ目的（例 痛み止めの貼り薬）

② 全身作用：貼った部位から吸収させて長時間血液中に移行させる目的（例 狭心症の予防，がんの痛み止め，気管支喘息の発作予防，認知症の治療薬など）

 AED*（自動体外式除細動器 automated external defibrillator）を使用する時は貼付剤をとりのぞいて使用します．（理由 電気ショックが適切に実施できないため）

吸入剤

吸入剤は専用の吸入器を用いて，薬が届いた部位に作用する薬で，気管支喘息の治療などに与薬します.

坐　剤

坐剤は薬が飲めない場合や早く薬を効かせたい場合におしり（肛門から直腸）へ挿入して与薬します．解熱・鎮痛剤や吐き気止め，けいれん止めの薬などがあります（図3）.

舌下・バッカル錠

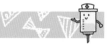

舌下・バッカル錠は共に口の中に入れますが，舌の下に入れるのが舌下錠，頬と歯茎の間に挟んで使用するのがバッカル錠です.

坐剤と舌下・バッカル錠は飲み薬と異なり，肝臓を通過せずに血管に入るので，効果が早いのが特徴です（図4）.

＊AED：心臓のけいれん時（心室細動など）に血液の流れが悪くなり，全身に障害がでるため，電気ショックを与えて，正常なリズムに戻す機器.

図1 外用薬の種類 国試POINT

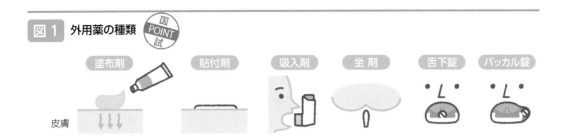

塗布剤　　貼付剤　　吸入剤　　坐剤　　舌下錠　　バッカル錠

皮膚

表1 塗り薬と貼付剤の種類と特徴

	種類	特徴
塗り薬	軟膏	塗り薬としては一番硬度がある 皮膚にとどまりやすい
	クリーム	軟膏より柔らかい
	ローション	液体状
貼付剤	テープ・パップ	いわゆる貼り薬．局所作用を主とするもの（ロキソプロフェンテープなど）と，持続性を主とするもの（ニトログリセリンテープやジクロフェナクテープ，フェンタニルパッチなど）がある

表2 ステロイドの強さ

英語の表現	日本語の表現	代表的な薬
strongest	最も強力	クロベタゾール
very strong	かなり強力	ベタメタゾン
strong	強力	デキサメタゾン
medium	中等度	クロベタゾン
weak	弱い	プレドニゾロン

図2 貼付剤の作用

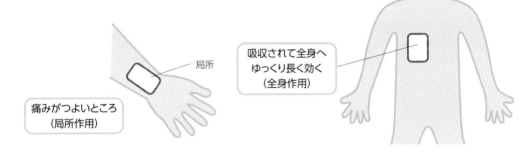

局所

吸収されて全身へ ゆっくり長く効く （全身作用）

痛みがつよいところ （局所作用）

図3 坐剤を使用するときの注意

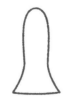

水溶性と脂溶性を2つ入れる場合
❶ 水溶性基剤の座薬
❷ 脂溶性基剤の座薬

❶ → ❷ の順で

 国試POINT　坐剤は肛門から 3～5cm 挿入する （理由：肛門から 出てこないように）

図4 坐剤と舌下錠とバッカル錠の特徴

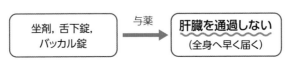

坐剤，舌下錠， バッカル錠 ──与薬→ 肝臓を通過しない （全身へ早く届く）

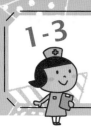

1-3 薬の種類と特徴3（注射薬とまとめ）

注射薬

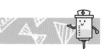

　　注射薬は薬を投与する目的以外に，食事が摂れないときの食事代わりにブドウ糖，アミノ酸，脂肪乳剤を投与して栄養補給をする目的があります（図1）．お風呂に入るとき，温度が高すぎても低すぎても入れませんが，体温と近い温度なら安心して入れますね．それと同じように点滴用の輸液は私たちの血液（血しょう）と同じ浸透圧の**0.9％生理食塩水**と**5％ブドウ糖**を基本に作られています（11-4 参照）．

　　注射は針を刺して投与する方法で，目的によって投与部位が異なり，針を刺す部位によって名称が異なります（図2）．特徴を以下にまとめました．

① **静脈内注射**：血管内に直接針を刺して，一気に投与します．

② **筋肉内注射**：投与時は皮膚に対して**45°〜90°の角度**で刺入します．一部のワクチン（**新型コロナウイルスワクチンや子宮頸がんワクチン**など）に用います．

③ **点滴静脈内注射**：輸液に薬を注入し，時間をかけて点滴で静脈に投与します．心臓の機能が低下している（心不全）患者の場合は，心臓に負担をかけないように，時間をかけて投与しなければなりません．輸液ポンプを使用して投与することもあります（図3）．

④ **皮下注射**：10°〜30°の角度で皮下に薬液を注射します．おもに**インスリンの自己注射**やワクチンの接種に用いられます（図4）．

薬を体内に入れたときの血液中の濃度の変化

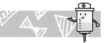

　　ここまで内服薬と外用薬と注射薬の説明をしてきました．薬を投与したときのグラフを見て，血液中の薬の濃度変化をイメージしましょう（図5）．

① **内服薬（徐放薬でないもの）**：薬を飲んで溶けて吸収するまでに少し時間を要します．ゆっくり濃度が上昇し，徐々に代謝・排泄されます．

② **貼付剤（全身作用を示すもの）**：皮膚からゆっくり吸収して，血液中にしみこんでいきます．濃度が一定に保たれます．

③ **静脈内注射**：急速に濃度が上昇します．**投与方法の中で一番早く作用が現れます．**

④ **点滴静脈内注射**（点滴静注）：ゆっくり血液中濃度が上がっていきます．血液中に入る濃度と分解・排泄する濃度が等しくなると血中濃度は一定になります．

注射と針

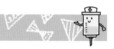

　　注射を行う時に使う針は目的に応じて使いわけを以下のように行います．

輸血：18〜20G	採血・静脈内注射：21〜23G
筋肉内注射：22〜23G	皮下注射：24〜27G

なお，針の太さを表す単位を**G（ゲージ）**といい，数字が大きいと細く，小さいと太くなります（図2）．

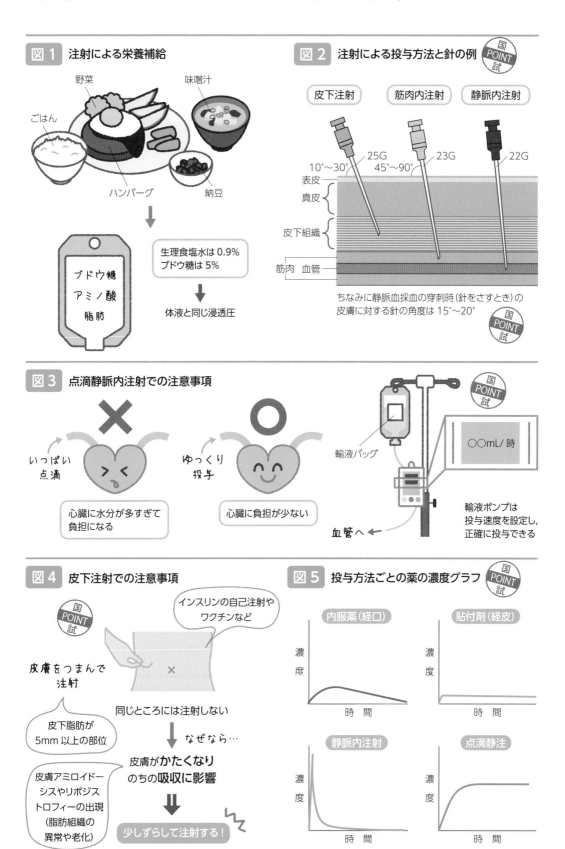

図1　注射による栄養補給

野菜
味噌汁
ごはん
ハンバーグ
納豆

ブドウ糖
アミノ酸
脂肪

生理食塩水は 0.9%
ブドウ糖は 5%

体液と同じ浸透圧

図2　注射による投与方法と針の例　国試POINT

皮下注射　筋肉内注射　静脈内注射

25G
10°〜30°　　45°〜90°　23G　　22G

表皮
真皮
皮下組織
筋肉　血管

ちなみに静脈血採血の穿刺時（針をさすとき）の
皮膚に対する針の角度は 15°〜20°

国試POINT

図3　点滴静脈内注射での注意事項　国試POINT

いっぱい点滴　　×　　ゆっくり投与　　○

心臓に水分が多すぎて
負担になる

心臓に負担が少ない

輸液バッグ

○○mL/ 時

血管へ

輸液ポンプは
投与速度を設定し,
正確に投与できる

図4　皮下注射での注意事項　国試POINT

インスリンの自己注射や
ワクチンなど

皮膚をつまんで
注射

皮下脂肪が
5mm 以上の部位

皮膚アミロイドー
シスやリポジス
トロフィーの出現
（脂肪組織の
異常や老化）

同じところには注射しない

なぜなら…

皮膚がかたくなり
のちの吸収に影響

少しずらして注射する！

図5　投与方法ごとの薬の濃度グラフ　国試POINT

内服薬（経口）
濃度
時間

貼付剤（経皮）
濃度
時間

静脈内注射
濃度
時間

点滴静注
濃度
時間

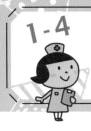

1-4 体と薬物動態

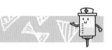

吸収・分布・代謝・排泄

　飲み薬を口から飲んだらどのようにからだの中を巡っていくのでしょうか？ 薬が効果を現すためのゴールは細胞です．その道筋を大きく分けると4つに分かれ，それぞれ吸収・分布・代謝・排泄という過程があります．

吸収
　薬は口から食道→胃→十二指腸→小腸を通ります．途中で薬は溶けて，小腸から吸収されたものが門脈を通って肝臓に入ります．吸収されなかったものは便として排泄されます．薬剤の一部は肝臓で分解されます．これを**初回通過効果**といいます（図1）．その初回通過を受けなかった薬が全身の血液中に入ります．与薬量のうち薬が分解されずに血液に達する割合を**生物学的利用能**といいます（図2）．

分布
　血液中に入った薬は血液中から細胞へ移行して初めて薬としての効果が現れます．また，血液中で薬がどのような形で存在しているのかが大切になります．血液中の薬は，肝臓で作られるアルブミンなどの大きなタンパク質と結合している**結合型**と，結合していない**遊離型（非結合型）**として存在しています．薬効を現す（細胞に移行する）のは遊離型です．結合型は粒の大きなタンパク質と結合しているため，遊離型と異なり血管壁を通過できません（図3）．

代謝
　薬は与薬後，長い間体内にとどまるのではなく，次第に分解されます．代謝は肝臓での分解など，さまざまな要因によって起こりますが，大きな要素の一つに**薬物代謝酵素**のはたらきがあります．その酵素のはたらきによって薬物は分解されます．薬物代謝酵素は，食品やほかの薬物によって，はたらきが抑えられたり（酵素阻害；図4），強められたり（酵素誘導）します．

排泄
　薬は肝臓で代謝されるもののほかに，代謝を受けずにそのまま尿中へ排泄されるものもあります．そのため，血液をろ過して尿をつくる腎臓に機能低下があると，薬の排泄量が低下するため注意が必要です．腎臓の機能の指標に**クレアチニンクリアランス**があり，その数値が低下している場合は腎機能が低下していると考えられ，薬の薬効が長くなる（半減期の延長）可能性があります（1-5，1-6 参照）．

　体内での薬の効果発現や排泄には肝臓や腎臓が大きく関わっているため，それぞれの機能をしっかり確認することが大切です．

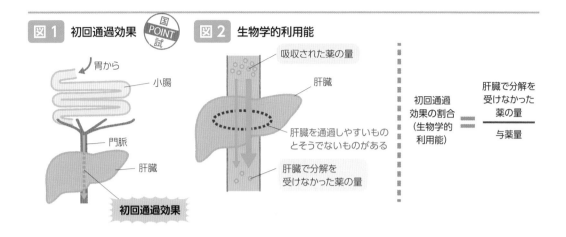

図1 初回通過効果 国試POINT

胃から
小腸
門脈
肝臓
初回通過効果

図2 生物学的利用能

吸収された薬の量
肝臓
肝臓を通過しやすいもの
とそうでないものがある
肝臓で分解を
受けなかった薬の量

$$初回通過効果の割合（生物学的利用能） = \frac{肝臓で分解を受けなかった薬の量}{与薬量}$$

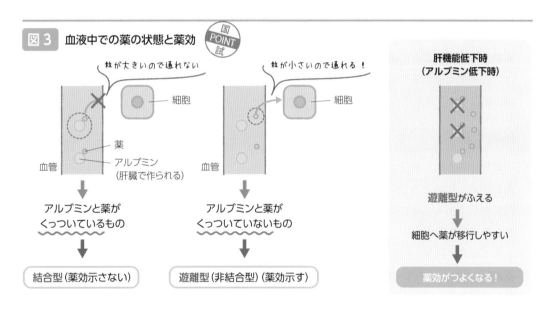

図3 血液中での薬の状態と薬効 国試POINT

粒が大きいので通れない
粒が小さいので通れる！
細胞
細胞
薬
アルブミン（肝臓で作られる）
血管
血管

アルブミンと薬が
くっついているもの

アルブミンと薬が
くっついていないもの

結合型（薬効示さない）

遊離型（非結合型）（薬効示す）

肝機能低下時（アルブミン低下時）

遊離型がふえる

細胞へ薬が移行しやすい

薬効がつよくなる！

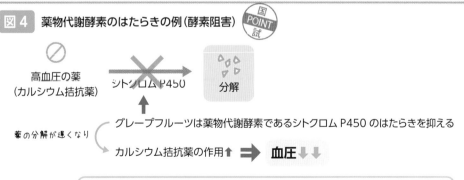

図4 薬物代謝酵素のはたらきの例（酵素阻害） 国試POINT

高血圧の薬
（カルシウム拮抗薬）
シトクロムP450
分解

グレープフルーツは薬物代謝酵素であるシトクロムP450のはたらきを抑える

薬の分解が遅くなり
カルシウム拮抗薬の作用↑ ➡ **血圧↓↓**

免疫抑制薬のタクロリムスでもグレープフルーツとの併用により薬の分解酵素阻害がおこり，
タクロリムスの作用が上昇します．

1-5 依存と薬物中毒

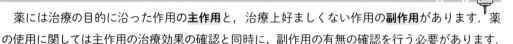

薬の作用と副作用

薬には治療の目的に沿った作用の**主作用**と，治療上好ましくない作用の**副作用**があります．薬の使用に関しては主作用の治療効果の確認と同時に，副作用の有無の確認を行う必要があります．

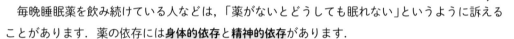

薬の依存

毎晩睡眠薬を飲み続けている人などは，「薬がないとどうしても眠れない」というように訴えることがあります．薬の依存には**身体的依存**と**精神的依存**があります．

① **身体的依存**：薬剤が体内に入らない状態によって，嘔気や手の震えなどの症状が出る状態．

② **精神的依存**：薬物に対する強度の欲求があり，自分だけでコントロールできない状態．

依存しやすい医療用の薬剤として，ベンゾジアゼピン系の睡眠薬や抗不安薬などがあり，急に薬剤を中止することによって，不眠などの症状を訴えることがあります．薬剤を中止する場合は，計画的に薬の量を段階的に減らすこと（図1）や，薬剤を変更することで対処します．また，薬に頼らない日常生活の見直しを行うことも重要です．

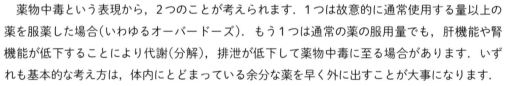

薬物中毒

薬物中毒という表現から，2つのことが考えられます．1つは故意的に通常使用する量以上の薬を服薬した場合（いわゆるオーバードーズ）．もう1つは通常の薬の服用量でも，肝機能や腎機能が低下することにより代謝（分解），排泄が低下して薬物中毒に至る場合があります．いずれも基本的な考え方は，体内にとどまっている余分な薬を早く外に出すことが大事になります．

まず薬の半減期（生物学的半減期ともいわれます）が非常に長い場合に注意が必要です．薬の**半減期**とはわかりやすく表現すると，薬が血液中で一番高い濃度から半分の濃度になるまでにかかる時間のことで，その時間が長いと体外に排泄されにくいということになります（図2）．半減期の長い薬を定期的に与薬するときは，血液中の薬の濃度を定期的に測定することで，薬物中毒や副作用の防止に役立ちます．このことを**薬物血中濃度モニタリング（TDM）**といいます．

また，加齢によって肝機能や腎機能が低下し，薬の代謝（分解）の低下や尿からの薬の排出量が減ります．薬の種類によっては，治療で用いられる薬の濃度と中毒症状（副作用）が出やすい濃度が非常に近いものがあり，注意を要します（図3）．中毒症状を起こしやすい代表的な薬と中毒症状・副作用について**表1**にまとめました．

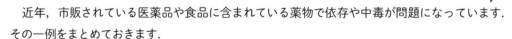

日常生活で注意すべき依存と中毒の例（オーバードーズの例）

近年，市販されている医薬品や食品に含まれている薬物で依存や中毒が問題になっています．その一例をまとめておきます．

医薬品：コデインを含むかぜ薬（コデインは代謝されるとモルヒネになり大量服用で依存をもたらす）

食品：カフェインを含む食品（大量摂取でカフェイン中毒〔動悸など心臓に影響〕をもたらす）

図1　段階的な薬の減らし方（例）

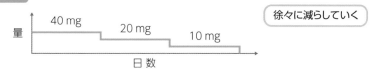

徐々に減らしていく

量　40 mg　20 mg　10 mg

日数

図2　半減期（与薬した薬が血液中で最高濃度から半分の濃度になるまでの時間）

国試POINT

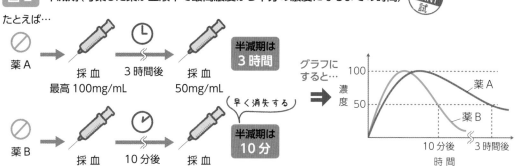

たとえば…

薬A　採血　3時間後　採血　半減期は **3時間**

最高 100mg/mL　50mg/mL

グラフにすると…

薬B　採血　10分後　採血　早く消失する　半減期は **10分**

最高 100mg/mL　50mg/mL

濃度　100　50　薬A　薬B

10分後　3時間後　時間

薬Aは薬Bに比べ体内に残りやすい．薬によって半減期は決まっているが，肝機能や腎機能の低下で長くなることがあるので注意する！

図3　TDMをすべき薬の特徴

医療安全＋

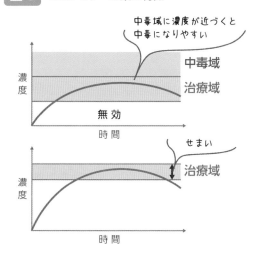

中毒域に濃度が近づくと中毒になりやすい

濃度

中毒域
治療域
無効

時間

TDMすべき薬とは

- 薬の血中濃度が中毒に近いとき
- 薬の治療域がせまいとき
- 薬の半減期が長いとき

↓

定期的に血液中の薬の濃度を測定
（薬物血中濃度モニタリング〔TDM〕）

せまい

濃度

治療域

時間

表1　中毒症状や副作用を起こしやすい代表的な薬

国試POINT

代表的な薬	症状の例
ジゴキシン（うっ血性心不全治療薬）	嘔気・嘔吐，不整脈
テオフィリン（気管支拡張薬）	嘔気・嘔吐
バンコマイシン（抗菌薬）	腎機能障害
炭酸リチウム（双極性感情障害治療薬）	嘔気・嘔吐，振戦，傾眠

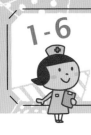

1-6 小児と高齢者

薬の代謝（分解）や排泄に影響を与える機能の変化

　薬の代謝や排泄には肝臓や腎臓の機能が大きく影響します．新生児では未発達ですが，成長とともに徐々に発達します．高齢になると逆におとろえ，機能低下していきます（**図1**）．

薬の分布に影響を与える水分量と分解・代謝機能

　与薬するときには患者の年齢を考慮する必要があります．小児と高齢者に関してはとくに注意が必要です．その理由は2つあり，1つは水分量，もう1つは分解・代謝機能が成人と大きく異なることです．赤ちゃんはみずみずしく，高齢者は水分が少なくしわがあるというイメージ通り，身体に占める水分量が小児は多く，高齢者は少なくなっています（**図2**）．分解・代謝機能に関して，小児までは未発達で，高齢者は肝機能・腎機能の衰えによる機能低下により，いずれも成人より低いものと考えます．

小児の薬の与薬量

　小児に関しては，全体重に占める水分量の多さや，薬効に影響する肝臓で作られるアルブミン量の少なさ，腎臓の未発達から，薬剤の量は成人と同じ量だと多すぎてしまいます．そこで，年齢から成人量のどれくらいの割合の量を与薬すればよいかの参考になる考え方があります．たとえばアウグスベルガー Augsberger の式などがあります（**図3**）．一般的に，小児に使用される薬剤に関しては，電子化された薬の添付文書に病名と用量（体重当たりの量）が定められています（1-9で解説します）．

高齢者の薬の与薬量

　高齢者の場合は機能の低下に個人差があります．肝臓の血液の流れが低下することで代謝が悪くなりますが，とくに薬物の排泄に関わる腎臓の機能に関しては注意が必要です．腎臓の機能の指標には1-4でも説明したクレアチニンクリアランスがあります（**図4**）．クレアチニンは**血中から腎臓の糸球体でろ過されますが，再吸収はされない**という性質を持っています．すなわち，腎臓の糸球体のろ過機能をクレアチニンクリアランスで評価できます．クリアランスとは一掃するという意味があり，クレアチニンクリアランスの値が大きい場合は腎機能が良いと判断し，値が低い場合は腎機能が悪いと評価します．クレアチニンクリアランスが低い場合は，薬の減量を行う必要があります．ただし，クレアチニンはクレアチンという筋肉由来の成分ですので，寝たきりの場合などで筋肉量が低下している場合は，クレアチニンクリアランスが正確な腎機能を表していない場合があるので注意が必要です．また，日本人の標準的な体型（1.73 m^2）で血液中のクレアチニンの値と性別，年齢で算出できる推定糸球体ろ過量（eGFR：mL/min/1.73 m^2）もクレアチニンクリアランスと同様に用いられます．つまり，検査値を使用する時は患者の体の状態を判断して，活用する必要があります．

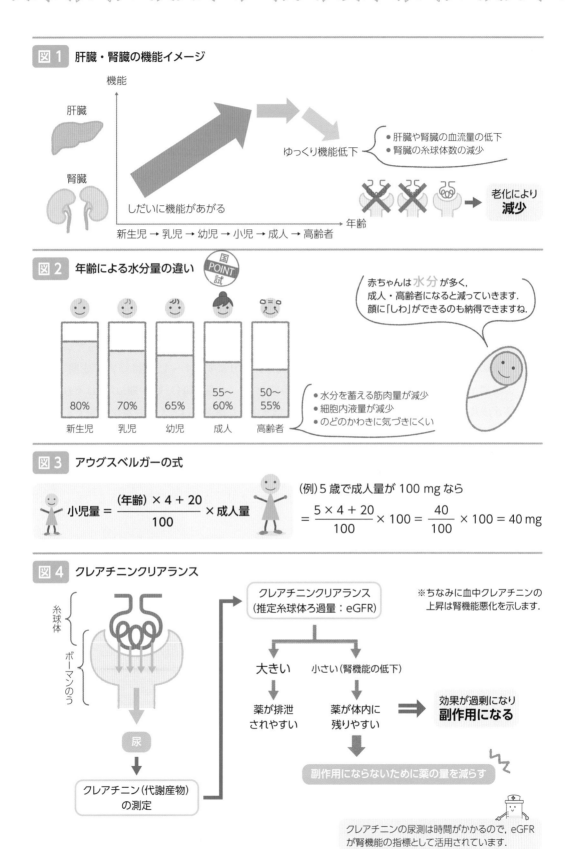

図1 肝臓・腎臓の機能イメージ

機能

肝臓

腎臓

ゆっくり機能低下

・肝臓や腎臓の血流量の低下
・腎臓の糸球体数の減少

しだいに機能があがる

老化により**減少**

新生児 → 乳児 → 幼児 → 小児 → 成人 → 高齢者　年齢

図2 年齢による水分量の違い　国試POINT

赤ちゃんは水分が多く,
成人・高齢者になると減っていきます.
顔に「しわ」ができるのも納得できますね.

80%　70%　65%　55〜60%　50〜55%

新生児　乳児　幼児　成人　高齢者

・水分を蓄える筋肉量が減少
・細胞内液量が減少
・のどのかわきに気づきにくい

図3 アウグスベルガーの式

$$小児量 = \frac{(年齢) \times 4 + 20}{100} \times 成人量$$

(例) 5歳で成人量が100mgなら

$$= \frac{5 \times 4 + 20}{100} \times 100 = \frac{40}{100} \times 100 = 40\,mg$$

図4 クレアチニンクリアランス

糸球体
ボーマンのう

尿

クレアチニン (代謝産物)
の測定

クレアチニンクリアランス
(推定糸球体ろ過量:eGFR)

※ちなみに血中クレアチニンの
上昇は腎機能悪化を示します.

大きい　　小さい (腎機能の低下)

薬が排泄
されやすい

薬が体内に
残りやすい

効果が過剰になり
副作用になる

副作用にならないために薬の量を減らす

クレアチニンの尿測は時間がかかるので, eGFR
が腎機能の指標として活用されています.

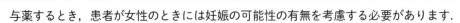

基本的な考え方

　与薬するとき，患者が女性のときには妊娠の可能性の有無を考慮する必要があります.

　妊婦さんや授乳婦さんに薬を服用してもらう場合，おなかの子どもや赤ちゃんにも薬の影響が出てしまうものもあります．そのため，いずれも薬を飲む必要がなければ中止を検討しますが，治療上どうしても薬が必要だと判断したときは，妊婦さんに関しては母体と胎児への影響，授乳婦さんに関しては母乳に薬が移行するかどうかについて考える必要があります.

妊婦さんへの与薬の考え方

　母体と胎児との間には**血液胎盤関門**という隔たりがあります．しかし，薬の種類によってはその関門を通過し，胎児に薬剤が移行することがあります(**図1**).

　とくに注意すべきこととして，妊娠週数によって注意しなければならないことが異なります．妊娠週数が4週目までは，まだ体の器官の形成が始まっておらず，細胞分裂を行っている時期で，薬の影響があれば成長できずにそのまま流産になります．4〜15週は器官形成期であり，この時期が催奇形性に関して最も注意すべき時期です．16週以降(妊娠中期以降)はそれぞれの器官が成長していく時期です．成長に影響を及ぼすような薬剤にはとくに注意が必要です.

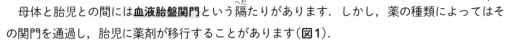

授乳婦さんへの与薬の考え方

　薬には母乳に移行しやすい条件があり，移行するまでには長い道のりがあります．母乳は血液から作られますが，薬が肝臓で分解されずに血液中に入り，さらに乳腺組織に入る，もしくは母乳に直接移行します.

　そこまで至ると薬の量は大幅に減少しています(**図2**)．母親も乳児も使用する薬剤では乳児が治療で用いる場合の服薬量よりきわめて少なく，問題はありませんが，少ない量で影響を及ぼすような薬剤には注意が必要です.

　妊婦さんも授乳婦さんも薬の服用期間や種類，量もさまざまですので，その都度検討が必要です．妊娠前に多くの種類の薬を服用している場合は，主治医に相談し，専門医や助産師，薬剤師などのチームで薬の変更や一時的な薬剤の減量などを考えることも大切です.

図1　血液胎盤関門のしくみ

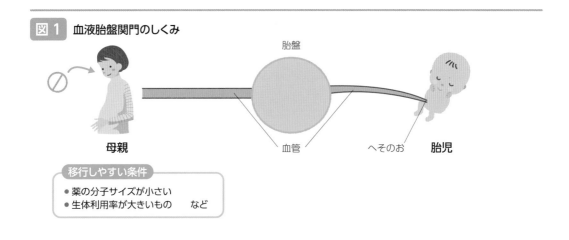

母親　　胎盤　　血管　　へそのお　　胎児

移行しやすい条件
- 薬の分子サイズが小さい
- 生体利用率が大きいもの　　など

図2　薬の母乳への道のり

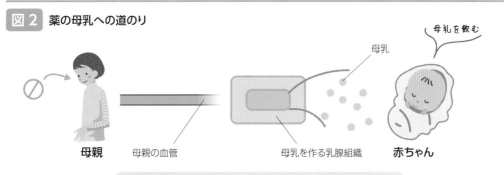

母乳を飲む

母乳

母親　　母親の血管　　母乳を作る乳腺組織　　赤ちゃん

母親が服用した薬のごく一部が母乳に移行することがある.
薬によってその量は異なる. 特に抗がん薬には注意する.

乳児への与薬
乳児への散剤の与薬時は少量の水に溶かす, もしくは少量の水で練る. ミルクなどに混ぜて, 乳児が服用しなくなるとミルクを飲まなくなるので避ける.

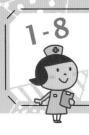

1-8 薬の管理

薬の管理と法律

薬には管理上いろいろな決まりやルールがあります．医療用医薬品の管理のルールが含まれる「**医薬品，医療機器等の品質，有効性及び安全性の確保等に関する法律**」(略して**薬機法**)という法律があります．また，麻薬や向精神薬の取り扱いに「麻薬及び向精神薬取締法」という法律があります．本節では法律に従った医療機関で取り扱う薬剤のルールについて解説します．

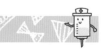

医療用医薬品の管理のルール

普通薬と毒薬・劇薬は別々に保管しなければならないというルールがあります．毒薬と劇薬の表示は**図1**のように明確になっており，区別して保管する必要があります．

麻薬の管理のルール

麻薬を管理する麻薬管理者は医師・歯科医師・獣医師・薬剤師に限られ，麻薬を処方・使用する麻薬施用者は医師・歯科医師・獣医師に限られます．医師の指示に基づいて看護師が麻薬を準備，与薬することがありますが，法的には医師の指示に基づいて実施するという解釈であり，**麻薬管理者・施用者のいずれも看護師がその免許を取得することはできません**(図2)．なお麻薬免許の取り扱いは厚生労働省ではなく，都道府県知事の管轄(実務は各保健所)で行っています．そのほか以下のことに注意が必要です．

① 麻薬の保管に関しては，病院内(薬局および病棟など)では必ず**鍵のかかる金庫**などで保管しなければなりません(図3)(患者が自宅で麻薬を保管する場合は施錠の義務はありません)．ただし，入院患者に麻薬を交付した際，患者自身が服薬管理できる状況であれば，患者に必要最小限の麻薬を保管することは問題ないとされています．

② 麻薬を使用せずに残った場合は**麻薬管理者へ返却**します(図4)．

③ 麻薬注射剤を分割して2人以上の患者に施用することは，管理面，衛生面に問題がある場合は避けます．

④ 残液のある場合は注射器などに吸って返却し，使用後の**空アンプルは麻薬管理者に返却**します．

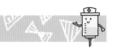

向精神薬の管理のルール

向精神薬(抗精神病薬)の保管に関しては，麻薬とは別の鍵のかかる場所に保管することとなっています(図5)．

図1　毒薬と劇薬の表示　国試POINT

毒薬

劇薬

図2　麻薬のルール　国試POINT

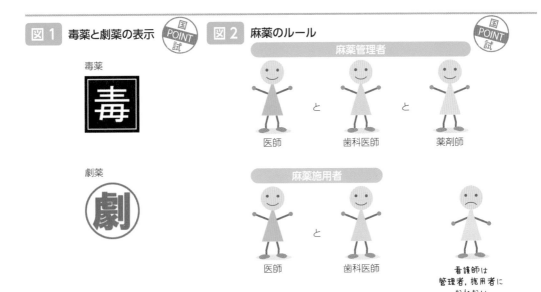

麻薬管理者

医師　と　歯科医師　と　薬剤師

麻薬施用者

医師　と　歯科医師

看護師は管理者, 施用者になれない

麻薬管理者・施用者には他に獣医師も含まれます.

図3　麻薬の保管

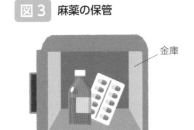

金庫

図4　麻薬の返却　国試POINT

麻薬は残ったら麻薬管理者へ返却する

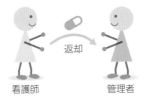

返却

看護師　　　管理者

図5　向精神薬の保管

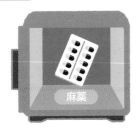

麻薬

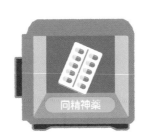

向精神薬

別々に保管

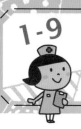

1-9 薬と情報

情報の大切さ

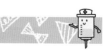

　薬をきちんと安全に使用するためには情報が大切です．医師が処方箋に薬をどのように与薬するのかを記載しますが，薬にはどんな副作用があるのかなど，薬の情報をどのように集め，活用するのかを知っておく必要があります．ここでは最近話題の医療DX（Digital Transformation）やマイナンバーカード（**図1**）の活用をふまえて，薬の情報について解説します．

処方箋と電子化

　医療用医薬品を誰にどれくらいの期間，どのように与薬するのかを記載した情報用紙が処方箋です（**図2**）．

　一般的に処方箋への記載事項は法律で，「患者の氏名，年齢，薬品名，分量，用法，用量，発行の年月日，使用期間および病院，もしくは診療所の名称および所在地，または医師の住所」を記載し，記名押印または署名することが求められています．

　用法の例については**図2**の青枠に示しました．

　2023年1月から電子処方箋の使用も一部の医療機関で開始されました．

電子化された添付文書

　薬の箱や容器には，添付文書（**図3**）という説明書が入っていましたが，2021年8月より電子的な提供になりました．電子化された添付文書（電子添文）には薬の名称や使い方，副作用などの記載があり，インターネットで見ることができます．インターネットが使用できない環境でも，薬の名称や用法・用量，副作用などの情報をまとめた書籍もあるので，必要な情報を収集し，患者への与薬後のアセスメントの立案に役立ててください．

薬とインターネット

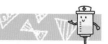

　インターネットの普及により，個人の服薬体験や症状などに関して気軽に閲覧することができるようになりましたが，その情報の正確性はどうでしょうか？ 安易に活用することで，間違った行動をしてしまう可能性があるので，その評価が困難な場合は使用しないようにしましょう．情報を活用する際は，その情報の作成元や信頼性などを正しく評価してから使用する必要があります．医薬品医療機器総合機構（PMDA）のホームページより，前述の添付文書や薬について詳しく記載されたインタビューフォームなどを閲覧することができます．

薬とクリニカルパス

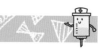

　クリニカルパスは疾患ごとに治療や検査の標準的な経過をスケジュール化したもので，医療スタッフと患者が治療計画を共有し，安全にかつ効率的に治療をすすめることができます．

図1　医療DXとマイナンバーカード

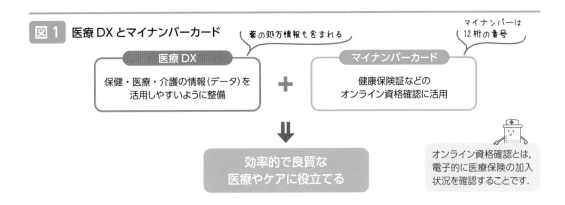

薬の処方情報も含まれる

マイナンバーは12桁の番号

医療DX
保健・医療・介護の情報（データ）を活用しやすいように整備

＋

マイナンバーカード
健康保険証などのオンライン資格確認に活用

⬇

効率的で良質な医療やケアに役立てる

オンライン資格確認とは，電子的に医療保険の加入状況を確認することです．

図2　処方箋

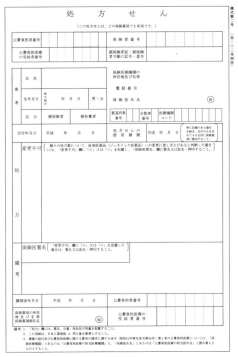

（保険医療機関及び保険医療養担当規則
様式第二号（第二十三条関係）より）

病院や診療所で発行された処方せんは調剤薬局に持参することで調剤され，患者に薬が渡されます．
処方箋の有効期限は4日間です．

内服薬の用法の例
国試POINT

起床時：朝起きてすぐ
食前　：食事の30分前
食直前：食事の5～10分前
食後　：食べおわったあとすぐ
食間　：食後2時間後
眠前　：寝る30分前
屯用　：症状が出た時

図3　電子化された添付文書

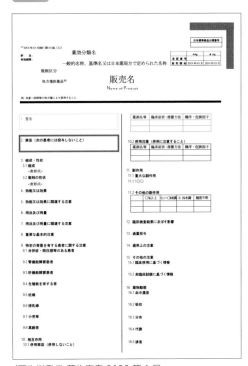

（厚生労働省　薬生安発0608第1号
平成29年6月8日より）

電子化された添付文書（電子添文）には使用してはいけない患者の記載があります（禁忌といいます）．
黒字・赤枠で記載されています．

国試POINT

1-10 薬と医療(患者)安全

ジェネリック医薬品，後発医薬品

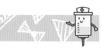

　薬を患者へ与薬する際は，薬品の外観上や名称の類似に気を付けなければなりません(図1).

　ジェネリック医薬品もしくは後発医薬品(後発品)という言葉を聞いたことはあるでしょうか？　後発品は食品などでも最近多くなったプライベートブランドと同じような考え方で，後発品が増えた背景には先発品の特許が切れた後に安価で製造できるようになったことが挙げられます．また，高齢化による医療費の増大により，支出を抑える目的で普及しました．

　さらにバイオテクノロジーの技術でつくられた薬剤(一部の抗がん薬やインスリンなど)では有効性と安全性がみとめられたバイオシミラー(BS)製剤も使用されるようになり，医療費の減少に役立っています(図2).

　昔からよく似た名前の薬の取り間違いなどは問題になっていました．近年は後発医薬品が増え，名称が異なるが含まれている成分は同じ薬剤があり，誤って重複投与が起こる可能性も増えています．与薬の際には，薬の確認と成分をよく調べてから与薬することが必須です．

6R

　医薬品はカタカナ名称のものが非常に多く，かつ扱い慣れない医薬品の見間違いや聞き間違いなどで誤薬が発生することが多くあります．薬剤を患者に与薬する場合，まずは日本医療機能評価機構が提唱する「薬剤の準備時・投与直前に**6Rを確認する**」ことが重要です．6Rは次の6点が正しいことを指します．与薬する時は必ず，患者と医薬品を照合することが大切です．

　(1)正しい患者(Right Patient)　　(3)正しい目的(Right Purpose)　　(5)正しい用法(Right Route)

　(2)正しい薬剤(Right Drug)　　　(4)正しい用量(Right Dose)　　　(6)正しい時間(Right Time)

インシデント・アクシデントの報告とハインリッヒの法則

　病院では多忙な業務などにより，いわゆる「事故には至らない事象(ヒヤリ・ハット)」といわれる**インシデント**や，事故に至った**アクシデント**が発生することがあり，報告体制を構築している病院も多くあります．報告体制をつくる理由にハインリッヒの法則という考え方があります(図3).それは1つの重大アクシデントの発生には，軽微なアクシデントや事故には至らない事象(インシデント)が関連しているというものです．医療安全管理者(図4)は収集した情報を個人の責任追及ではなく，指針や手順の作成，作業環境の改善につとめ，事故が発生しない体制を作ります(図5).

高齢化とポリファーマシー

　高齢化によって年間医療費が約43兆円(2020年度)で医薬品費用も高額です．その要因には，高額な抗がん薬の使用や薬剤のポリファーマシー(多剤併用・多剤処方)などの問題があります．また，患者の複数の医療機関の受診履歴や処方情報の充分な共有ができていないなどの課題もあります．患者の生活，人生観など価値観をしっかり医療従事者が把握して，有効かつ適切に薬物治療を行っていかなければなりません．

図1 外観上の類似

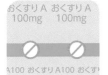

くすりの形や台紙が
似ているものも多いので
注意が必要

図2 ジェネリック医薬品とバイオシミラー製剤

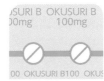

ジェネリック医薬品
（先発品と有効成分
などが同じ）

バイオシミラー製剤
（先行バイオ医薬品と
有効性と安全性が同じ）

医療費の減少

図3 ハインリッヒの法則

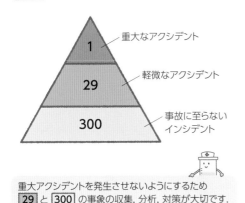

1　重大なアクシデント
29　軽微なアクシデント
300　事故に至らない
インシデント

重大アクシデントを発生させないようにするため
29 と 300 の事象の収集, 分析, 対策が大切です.

図4 医療安全管理者の役割（例）

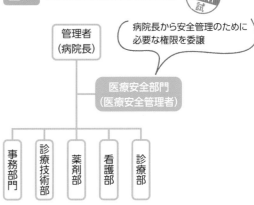

病院長から安全管理のために
必要な権限を委譲

管理者
（病院長）

医療安全部門
（医療安全管理者）

事務部門　診療技術部　薬剤部　看護部　診療部

図5 インシデントとアクシデントと医療（患者）安全体制

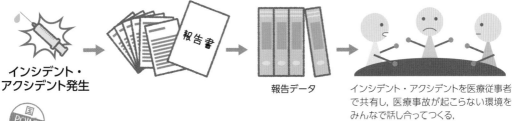

**インシデント・
アクシデント発生**

報告書

報告データ

インシデント・アクシデントを医療従事者
で共有し, 医療事故が起こらない環境を
みんなで話し合ってつくる.

報告書は病院によって項目などの内容が異なります.
医療安全管理者は医療事故の防止に努める必要があります.

具体例

医療安全管理者

・指針や手順の作成
・年2回以上の研修
　など

医療機器安全管理責任者：操作方法のわかりやすい医療機器の導入や教育など

医薬品安全管理責任者：医薬品の管理や与薬手順を考えるなど

医療放射線安全管理責任者：被ばく防止の教育など

第1章　章末問題

次の問題について，説明の内容が正しいかどうか○か✕で答えよ．

① 飲み薬はすべて消化管から吸収され，全身の血液中に移行する．

② 注射薬は初回通過効果を回避できる．

③ 血液中の薬のうち，薬効を示すのは結合型の薬である．

④ すべての薬剤に薬物血中濃度モニタリングが必要である．

⑤ 高齢者の薬の服用では半減期の短縮が起こり，薬効が増強するため注意を要する．

⑥ 母親が服用した薬は母乳には全く移行しない．

⑦ 麻薬の残薬は麻薬管理者へ返却する．

⑧ 薬に関する情報は添付文書やインタビューフォームに記載されている．

⑨ ポリファーマシーとは院外の調剤薬局の増加が問題になっていることである．

⑩ インシデント・アクシデントレポートの作成目的は作業環境や業務の見直しに活かすことである．

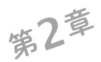

第2章

神経の疾患と治療

　神経は私たちの身体を巡っており，さまざまな機能の調節を行っています．その神経のはたらきにトラブルが生じると疾患につながります．神経は少しわかりづらいところもありますが，理解できると薬理学の基本が押さえられるので，学習がスムーズになるという利点もあります．基本をしっかり押さえるために，解剖生理学的に神経の構造を学んでから，それぞれの疾患と薬について進めていきます．

　疾患以外にも，痛みの感覚をコントロールするための薬があります．それが麻酔薬で，麻酔薬は神経にはたらきかけて，情報の伝達をストップさせることで痛みが脳に伝わることを抑制します．手術時には麻酔薬が非常に重要な役割を果たします．

　また，生活の質を保つために睡眠は非常に大切です．しっかり睡眠をとることができなければ日常生活にも支障が出ます．ちなみに2019年の国民健康・栄養調査では1日の平均睡眠時間は6〜7時間が多いようです．睡眠が適切に取れない場合，睡眠のメカニズムに合わせて自然な眠りへとつなげる薬があり，多くの患者さんが服用しています．本章ではそのしくみもみていきましょう．

　そのほかに，運転中にてんかんの発作を起こして意識がなくなり，大事故につながった事件が昨今，話題になりました．てんかんは発作の種類を把握し，予防することが重要です．しっかり学んでいきましょう．

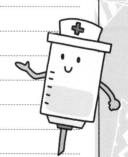

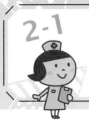

2-1 神経の構造・分類とはたらき

神経の構造

　なかなか日常生活の中で神経の話をする機会は少ないですが，神経を身近に感じることがあります．それは正座です．長い時間，正座をすると神経を圧迫し，電気が流れているような「ビリビリ・ジンジン」する足のしびれを感じます．神経の刺激の伝達は電線の電気のような伝わり方をします．全体の構造は，1章で説明した，電気と栄養，電線と血管のような関係に似ています（図1右下）．神経は図1上のような神経細胞がつながっています．棒状の部分を軸索といい，電気的な刺激が伝達されます．神経も血管も網目状に全身に広がっていますが，構造上に大きな違いがあります．それは血管とは異なり，神経系はつながっているように見えても少しすきまがあり，つながっていません．

　神経のしくみを考えるときはこの「すきま」が非常に重要で，例えると，この「すきま」は島と島を渡る船のような関係にあって，島は神経細胞，船は神経伝達物質で神経と神経の橋渡しの役割をしています（図1左下）．船の種類にもいろいろあるように神経伝達物質も神経の種類によって異なります．神経の種類と神経伝達物質は表1のとおりです．

神経の分類

　神経系は図2のように分類されます．頭から体の中心にあるのが中枢神経（脳と脊髄で構成）です．中枢神経（脳や脊髄）から枝分かれした神経が末梢神経で，体の外側（皮膚側）に向かって木の根っこのように広がっています．形としては大根の太い根っこの部分が中枢神経で，根っこの部分から細く出ているひげ根が末梢神経という風にイメージしてもらえるとわかりやすいです（図3）．

　末梢神経（体性神経系と自律神経系）のはたらきの具体例を図4に示しました．

　自律神経は**交感神経**と**副交感神経**があり，一部例外はありますが，**基本的に反対のはたらき**（これを拮抗といいます）をしています．違いは効果器（血管や気管支などの器官）に伝える神経伝達物質が，交感神経は**ノルアドレナリン**で，副交感神経は**アセチルコリン**です．神経伝達物質に関しては次節2-2で説明します．

図1 神経の構造

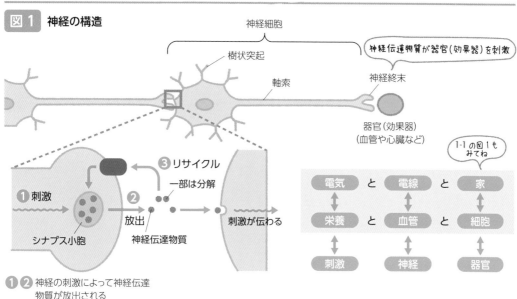

① ② 神経の刺激によって神経伝達物質が放出される

③ 一部は分解され, 残ったものはリサイクルされる

シナプス小胞：
神経伝達物質をためておく器官

表1 神経と神経伝達物質

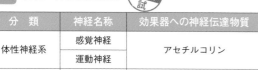

分　類	神経名称	効果器への神経伝達物質
体性神経系	感覚神経	アセチルコリン
	運動神経	
自律神経系	交感神経	ノルアドレナリン
	副交感神経	アセチルコリン

交感神経のみノルアドレナリン

図2 神経系の分類

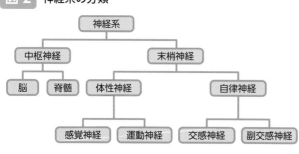

図3 中枢神経と末梢神経は大根のイメージ

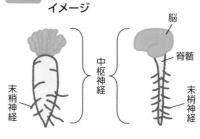

図4 神経のはたらきの例

体性神経系の例

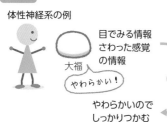

目でみる情報
さわった感覚の情報

感覚神経

大福

やわらかい！

脳

やわらかいのでしっかりつかむ

運動神経

自律神経系の例

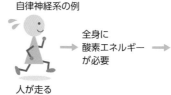

人が走る

全身に酸素エネルギーが必要

呼吸が速くなり, 気管をひろげ全身に血液をおくるために心臓のはたらきをつよくする

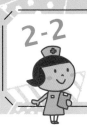

刺激が伝わるしくみと作用

交感神経と副交感神経のはたらき

前節 **2-1** で説明したとおり，基本的には交感神経と副交感神経は一部を除いて反対のはたらきをします．代表的なものは**表1**のとおりです．

受容体（レセプター）と受容体に結合する物質（リガンド）

そもそも薬というものはどのようにして効果が現れるのでしょうか？　多くは体内で産生されている物質と同じようにはたらきます．

体内には野球のボールとグローブの関係のように，物質（リガンドといいます）とそれを受ける受容体（レセプターといいます）があります．ボール（リガンド）の種類とグローブ（レセプター）が一致すると作用します．そのグローブに当てはまるボールに似せて作られたものが薬で，刺激を与えて反応させるものを**作動薬（アゴニスト）**，グローブがボールを受けられないように遮断するものを**遮断薬（アンタゴニスト）**といいます（**図1**）．ボールとグローブの関係にはさまざまなペアがあり，決まったペア同士しかキャッチすることができません．それを特異性といいます．

受容体と作用のしくみ

交感神経の終末（交感神経の末端；**2-1 図1**参照）からは**ノルアドレナリン**が分泌されます．

ノルアドレナリンが受容体に作用すると血管は収縮します．逆にノルアドレナリンの受容体を遮断すると血管は収縮しません（逆の表現をすると拡張します）．

交感神経終末から分泌されるノルアドレナリンとよく似たアドレナリンという神経伝達物質があります．アドレナリンはおもに副腎髄質から分泌されます．ノルアドレナリンとアドレナリンの受容体は共通でアドレナリン受容体と呼ばれます．アドレナリン受容体は**α受容体**（α_1，α_2）と**β受容体**（β_1，β_2，β_3）があります．それぞれのアドレナリン受容体が**表2**のように分担して作用を発揮しています．

副交感神経終末からは**アセチルコリン**が分泌されます．アセチルコリンの受容体はニコチン（N）受容体とムスカリン（M）受容体があります．

表1　交感神経と副交感神経のはたらき

	交感神経を刺激	副交感神経を刺激
血管	収縮	拡張
心臓	心拍数増加	心拍数減少
気管支	拡張	収縮
瞳孔	散大	縮小
消化液分泌	低下	増加
蠕動運動	低下	増加

交感神経が戦闘・試合をしているような緊張感のあるイメージで，副交感神経が夜の就寝中，リラックスしているイメージで表を理解しましょう．

交感神経　　　　　副交感神経

図1　受容体（レセプター）と物質（リガンド）

   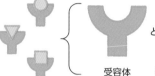

グローブとボールの関係に似ている

受容体　　物質（リガンド）

形によってペアが決まっている（特異性）

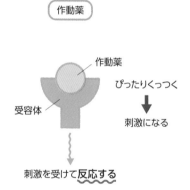 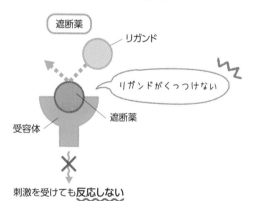

作動薬

作動薬
受容体
ぴったりくっつく
↓
刺激になる

刺激を受けて<u>反応する</u>

遮断薬

リガンド
遮断薬
受容体
リガンドがくっつけない

刺激を受けても<u>反応しない</u>

表2　アドレナリン受容体の分担（交感神経の一部を例に）

存在する場所	分担する受容体
血管	α_1受容体
脳	α_2受容体
心臓	β_1受容体
気管支	β_2受容体
膀胱	β_3受容体

パンにはメロンパンやカレーパンのように似た者同士の仲間があるように，α受容体にはα_1やα_2，β受容体にはβ_1やβ_2やβ_3のように仲間がいます．

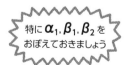

特に$\alpha_1, \beta_1, \beta_2$をおぼえておきましょう

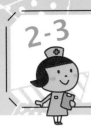

2-3 末梢神経のはたらきと疾患の治療

4つの組み合わせ

交感神経と副交感神経の2つの組み合わせと，刺激と遮断という2つの組み合わせから4つ（2つ×2つ）のパターンが考えられます．**表1**の4つのパターンを見ていきましょう．

アドレナリン作動薬（交感神経刺激薬）（表2）

交感神経を刺激します．前節 2-2 に記したように，アドレナリン受容体は α 受容体（α_1，α_2）と β 受容体（β_1，β_2，β_3）があります．いずれも1・2が重要で，代表的な作用は**表2**のとおりです．臨床上とくに重要な α_1，β_1，β_2 について説明します．

アドレナリンとノルアドレナリンは体内で産生されますが，治療上必要であれば薬として投与します．いずれもおもに α_1 と β_1 に作用し，α_1 は血管の収縮（血圧の上昇），β_1 は心機能を上げる作用などがあります．アドレナリンは心拍蘇生時に用いられ，ノルアドレナリンはアドレナリンに比べて心機能を上げる作用が弱めで敗血性ショック（細菌感染などで全身の血管が拡張する疾患）の際などに用いられます．

β_1 は**心機能を高める**目的で使用します．β_2 は**気管支を拡張**させて，呼吸をスムーズにすることを目的に使用されます．

抗アドレナリン作動薬（交感神経遮断薬）（表3）

アドレナリン遮断薬とも呼ばれ，代表的な作用は**表3**のとおりです．

- α_1 受容体を遮断すると**血管の収縮を抑え**，血管を拡張させるため，**高血圧の治療**に用いられます．
- β_1 受容体を遮断すると**心機能を上げることを抑えられる**ため，**高血圧の治療**や心臓の負担を減らす疾患（**狭心症**や**不整脈**）に使用されます．
- β_2 受容体を遮断すると気管支の拡張を抑え，収縮してしまうので（呼吸がしづらくなる），薬として使用されるものはありません．

コリン作動薬（副交感神経刺激薬）

作用としては，副交感神経を刺激することと同じ作用が起こりますが薬として使用されることは少ないです．

抗コリン作動薬（副交感神経遮断薬）（表4）

コリン作動薬と比べ，使用頻度が高いです．副交感神経を抑える，つまり交感神経を刺激することと同じようなイメージを思い浮かべるとわかりやすいです．代表的な作用は**表4**のとおりです．

表1　交感神経と副交感神経の刺激と遮断

	刺激する	遮断する
交感神経	①アドレナリン作動薬	②抗アドレナリン作動薬
副交感神経	③コリン作動薬	④抗コリン作動薬

抗コリン作動薬：アセチルコリンがアセチルコリン受容体に結合するのを阻害する薬物.

表2　アドレナリン作動薬

受容体		代表的な作用
α_1	それぞれ刺激すると →	血管を収縮させる
β_1		心機能UP（心拍数の増加，心収縮力の増強）
β_2		気管支の拡張・血糖上昇作用

 β_1とβ_2は同じβなので，気管支喘息の発作時にβ_2受容体を刺激するとβ_1作用もあらわれ，心臓機能が強くなり，動悸が起こるので注意します.

表3　抗アドレナリン作動薬

受容体		代表的な作用
α_1	それぞれ遮断すると →	血管の収縮を抑える ➡ 血管を拡張させる
β_1		心機能UP（心拍数の増加，心収縮力の増強）を抑える ➡ 心機能を抑える
β_2		気管支の拡張を抑える ➡ 気管支を収縮させる

 β_1とβ_2は同じβなので，β_1作用を抑えるとβ_2を抑える作用（気管の収縮）が出るため，気管支喘息の誘発が起こる可能性があるので注意します.

表4　抗コリン作動薬

	抗コリン作用	使用目的
気管支	気管支の収縮を抑えるため気管支が拡張する	気管支喘息（吸入で）
分泌	胃液や腸液などの分泌物を抑える	気管支鏡（ブロンコ）や気管挿管時
蠕動運動	蠕動運動の動きを緩やかにさせる	内視鏡時や腹痛時

 内視鏡検査時の抗コリン薬の使用目的

処置中に消化管の動きがあると観察のさまたげになります. そのため抗コリン薬を使用しますが，（閉塞隅角）緑内障や前立腺肥大症の患者は症状が悪化するため禁忌です. 内視鏡前に疾患の有無を確認する必要があります.

抗コリン作動薬の副作用として，体内の分泌物が低下することによる口渇や，蠕動運動が低下することによる便秘が生じます. そのほか，排尿障害，眼圧上昇なども生じることがあります.

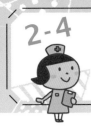

2-4 中枢神経に関連する疾患の理解のポイント

治療をまとめて理解するコツ

中枢神経に関わる疾患は，神経の伝達物質の種類とその増減で理解することが大切です．まずは各疾患をイメージしてみましょう．そうすると忘れないで記憶に残ります．ポイントは以下のとおりです．

① 疾患のイメージを神経伝達物質のイメージと関連づける

② 神経伝達物質が多すぎるのか，少なすぎるのかを理解する

③ 治療して正常な状態にするにはどうしたらよいかを理解する

疾患のイメージと神経伝達物質

統合失調症とはどんなイメージでしょうか？ 以前は精神分裂病と呼ばれていました．**陽性症状**（妄想や幻覚などが特徴的）と**陰性症状**（無表情や活動低下などが特徴的）がありますが，陽性症状のイメージは過剰な神経活動をイメージできます．

一方，パーキンソン病やうつ病，認知症（アルツハイマー型，レビー小体型）はどちらかといえば元気がなく，反応がゆるやかといった非活動的なイメージがあるかと思います（図1）．

活動性の大小のイメージは実は神経伝達物質の多い・少ないとほぼ一致します．つまり，統合失調症は神経伝達物質が多すぎる疾患（ドパミン過剰説〔陽性症状に関連〕が有力で，セロトニン〔陰性症状に関連〕の関与も指摘），パーキンソン病，うつ病，認知症（アルツハイマー型，レビー小体型）は少なすぎる疾患と理解できます（表1）．

神経伝達物質と治療

治療は，神経伝達物質が多すぎる場合は減少させ，少なすぎる場合は増加させる治療を行います．そうすると正常な状態に戻すことができます．治療に関してもう一つ大事なことは，**神経伝達物質を減らす薬の効果の発現は比較的早いのですが，神経伝達物質を増やす薬の効果の発現に数週間かかることです．**そのことを理解して治療を進めていくことが大切です．

次節以降はそれぞれの疾患に関して，どのようにして神経伝達物質を減らすのか，増やすのかをもう少し細かく見ていきましょう．

図1　神経の活動と神経伝達物質

活動性をイメージし，疾患と神経伝達物質の関係性を理解しましょう．

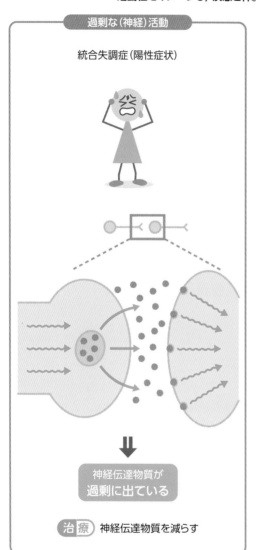

過剰な（神経）活動

統合失調症（陽性症状）

⬇

神経伝達物質が
過剰に出ている

治療　神経伝達物質を減らす

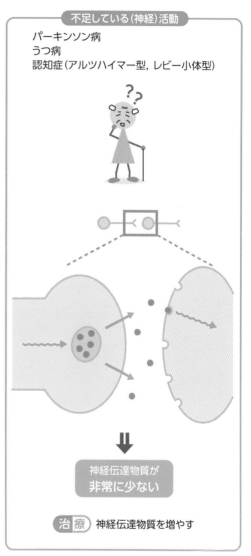

不足している（神経）活動

パーキンソン病
うつ病
認知症（アルツハイマー型，レビー小体型）

⬇

神経伝達物質が
非常に少ない

治療　神経伝達物質を増やす

表1　神経伝達物質と疾患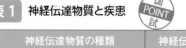

神経伝達物質の種類	神経伝達物質が多すぎる	神経伝達物質が少なすぎる
ドパミン	統合失調症（陽性症状）	パーキンソン病
セロトニン，ノルアドレナリン	―	うつ病
アセチルコリン	―	認知症（アルツハイマー型，レビー小体型）

治療　神経伝達物質が多い疾患はその量を減らし，少ない疾患は増やすことが大切です．

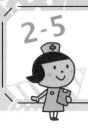

2-5 中枢神経の伝達物質が多い疾患

ドパミンやセロトニンが多い統合失調症

　統合失調症には主として**陽性症状**(妄想や幻覚など)と**陰性症状**(無表情や活動低下など)があります．陽性症状は症状から把握しやすいですが，陰性症状は症状からわかりにくい場合が多いのが特徴です．

　陽性症状の原因として，神経伝達物質の**ドパミンが過剰**であるという考え方があります．つまり，治療はドパミンを減らすことを目的とします(**図1**)．

　陰性症状には**セロトニン**が関連しており，セロトニンの過剰分泌がドパミンの分泌を抑えているといわれています．つまり，セロトニンの過剰分泌を抑える治療を行います(**図2**)．

　神経伝達物質の過剰な分泌を抑え，ドパミンとセロトニンの分泌のバランスを整えます．ドパミンを抑えすぎるとパーキンソン病のような症状が現れるので，適切に調節する必要があります．

　治療薬は定型抗精神病薬(**表1**)が作用も強い反面，副作用も多いため，近年は非定型抗精神病薬(**表2**)など，副作用が軽減された薬も出てきています．

原因がまだはっきりとわかっていない双極性感情障害(躁うつ病)

　躁病は気分の高まりによって日常生活に支障が出る状態で，脳(中枢神経)の異常興奮が原因と考えられていますが，まだはっきりとはわかっていません．治療には炭酸リチウムが使用されますが，薬剤の作用機序はまだはっきりしていません．

　炭酸リチウムは，治療効果が表れる血液中の薬の濃度と中毒症状が表れる血液中の薬の濃度が近いので，**リチウム中毒防止のために定期的に血液中のリチウム濃度を測定する**必要があります．

図1 統合失調症(陽性症状)の神経の状態と治療

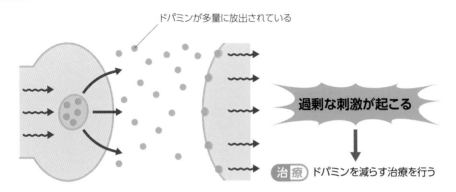

ドパミンが多量に放出されている

過剰な刺激が起こる

治療 ドパミンを減らす治療を行う

図2 統合失調症(陰性症状)の神経の状態と治療

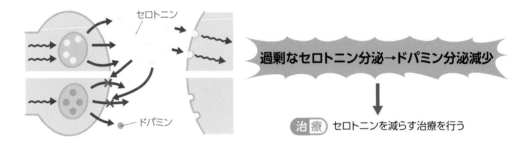

セロトニン

ドパミン

過剰なセロトニン分泌→ドパミン分泌減少

治療 セロトニンを減らす治療を行う

表1 定型抗精神病薬(陽性症状：おもにドパミンの作用を抑える)

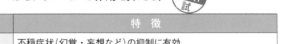

代表的な薬	特 徴
ハロペリドール	不穏症状(幻覚・妄想など)の抑制に有効

 副作用：ドパミンを抑えすぎるとパーキンソン病と同じような作用が発現し, 錐体外路(体の状態をコントロールする神経)障害として, ジスキネジア(口元の震えや眼球上転), アカシジア(落ち着きがなく動き回る)などが起こります.
重大な副作用として悪性症候群(2-7 表1 参照)があります.

表2 非定型抗精神病薬
(陽性・陰性症状の治療：ドパミンの作用を抑えることに加え, セロトニンの作用も抑える)

分 類	薬 名	特 徴	作 用
SDA	リスペリドン ブロナンセリン	陽性・陰性症状を改善する ブロナンセリンには内服薬以外に 貼付剤がある	セロトニン, ドパミンを抑える
MARTA	オランザピン	ジスキネジアの副作用が少ない 糖尿病患者には禁忌	ドパミン・セロトニンに加え, アドレナリンやヒスタミンなどの調整を行う
DSS	アリピプラゾール	双極性障害, うつ病などにも使用される	ドパミン, セロトニンが多い時は抑え, 少ない時は刺激してちょうど良い調整を行う

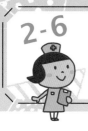

2-6 中枢神経の伝達物質が少ない疾患

ドパミンが少ないパーキンソン病

　パーキンソン病は**安静時振戦**（ふるえ），**筋固縮**，**無動**，**姿勢反射障害**を特徴とします．正常時は脳内のドパミンとアセチルコリンのバランスがとれている（**図1**左上）のですが，異常時（症状が出ているとき）はドパミンの分泌が極端に低下しています．また，ドパミンの減少により，バランスがくずれ，アセチルコリンの作用が強くなります．減少している**ドパミンを増やす**（**図1**右上）治療や**アセチルコリンの作用を弱める**（**図1**右下）治療を行います．

ウェアリングオフ現象

　ドパミンを増やす治療時に病気の進行により薬の効果が短くなり，パーキンソン症状があらわれる現象．対処としてドパミンの分解を抑える薬物などを用いる

セロトニンとノルアドレナリンが少ないうつ病

　うつ病は**セロトニンとノルアドレナリン**が減少していることが原因で発症します．治療は**セロトニンとノルアドレナリンを増やす**ようにします．**SSRI**はセロトニンを，**SNRI**はセロトニンやノルアドレナリンの再取り込み（リサイクル）を抑える薬が使用されます（**図2**，**表1**）．最近はノルアドレナリンの分泌を促し，セロトニンの作用を促す薬（NaSSA）も使用されるようになりました．

　SSRIの重大な副作用としてセロトニン症候群があるので，与薬時には下記の症状を確認する必要があります．

セロトニン症候群

- 精神障害：不安，混乱，イライラする，興奮する，動き回る
- 錐体外路障害：手足が勝手に動く，震える，体が固くなる
- 自律神経障害：汗をかく，発熱，下痢，頻脈（脈が速くなる）

さまざまな原因で発症する認知症の分類と症状

　認知症には**アルツハイマー型認知症**，**レビー小体型認知症**，脳血管性認知症，前頭側頭型認知症などがあります．原因と治療については**表2**のとおりです．

　アルツハイマー型やレビー小体型認知症では脳内のアセチルコリンが減少しているため，その分解酵素のはたらきを抑えるアセチルコリンエステラーゼ阻害薬が用いられます．効果が不充分な場合は脳内に増加したグルタミン酸を抑える薬を使用します．

　認知症は，老化やさまざまな原因で，脳の萎縮により神経伝達物質が減少し，中核症状やそれによる周辺症状が現れます．その症状に対して治療やリハビリが行われます．

中核症状とは：記憶障害，見当識障害，理解・判断力の障害，失語など
周辺症状（BPSD）とは：せん妄，妄想，睡眠障害，不安，抑うつ，徘徊など

図1　パーキンソン病の神経の状態と治療

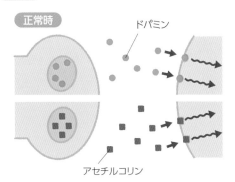

正常時

ドパミン

アセチルコリン

バランスがとれている

ドパミンが少ない

ドパミン

治療　ドパミンを増やす治療を行う

図2　うつ病の神経の状態と治療

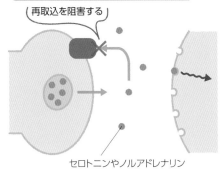

セロトニンやノルアドレナリンが少ない

再取込を阻害する

セロトニンやノルアドレナリン

治療　セロトニン，ノルアドレナリンを増やす治療を行う（少しでも増やすために再取込〔リサイクル〕させない）

アセチルコリンが相対的に多い

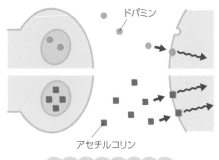

ドパミン

アセチルコリン

バランスがとれていない

治療　アセチルコリンのはたらきが強くなるのでアセチルコリンの作用を弱める

表1　うつ病の治療薬 POINT 国試

	代表的な薬	特　徴
SSRI	パロキセチン	再取り込みを抑え，セロトニンの濃度を上げる．パニック障害にも使用される
SNRI	ミルナシプラン	再取り込みを抑え，セロトニン，ノルアドレナリンの濃度を上げる

表2　認知症の原因と薬物治療 POINT 国試

	発症原因・特徴	薬物治療
アルツハイマー型認知症	脳内にβアミロイドタンパク質が生じ，脳の機能低下が起こる．最も患者が多い	次の①➡②の順に行う①アセチルコリンの増加を図る②グルタミン酸を抑制する
レビー小体型認知症	脳内にレビー小体というタンパク質が生じ，脳の機能低下が起こる	
脳血管性認知症	脳梗塞や脳出血などの脳の血管障害によって発症する	脳の血流改善の治療を行う
前頭側頭型認知症	脳の前頭葉（思考に関連），側頭葉（聴覚に関連）の委縮により機能低下が起こる	薬がない

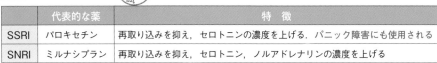

いずれも脳の機能低下や障害が原因ですが，その発症原因は異なります．

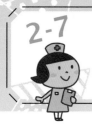

2-7 局所麻酔のしくみ
─末梢神経への作用を抑えるしくみ

骨格筋のはたらき

　私たちは自分の意識で手を動かしたり，歩いたりすることができます．それには骨格筋が関わっていて，**運動神経**がその調節を行っています．骨格筋は私たちがイメージする筋肉のことで，両端は骨とつながっています．骨格筋の緊張を和らげる目的で**表1**のような薬が使用されます．

痛み刺激のメカニズムと麻酔のしくみ

　そもそも痛みはどのように感じるのでしょうか．痛みを感じているのは**脳**で，痛みは**図1**のように伝わります．つまり痛みを感じないようにするためにはどこかでその伝達を遮断すればよいことになります．

　末梢神経側で感覚神経から中枢神経に近い所を遮断した状態を**局所麻酔**，感覚神経から中枢神経の全体を遮断する状態を**全身麻酔**といいます．全身麻酔に関しては次節2-8で説明します．

　局所麻酔の例とイメージは**図2**，脊髄の解剖生理は**図3**のとおりです．局所麻酔も皮膚の表面から中枢神経の手前まで用途によってさまざまです．局所麻酔の臨床での使用例は**表2**のとおりです．

神経細胞の刺激のしくみ

　神経の細胞の刺激伝達には電解質（ナトリウムイオン〔Na^+〕やカリウムイオン〔K^+〕）が関わっています．電解質が神経の細胞内と細胞外で出たり入ったりすることで，電気的な差（電位差）ができます．その差が刺激となり神経伝達が行われます．

　局所麻酔薬は，神経の細胞の内側からナトリウムイオン（Na^+）の細胞内への流入を抑えて，痛み刺激の伝達を抑えます．

　ちなみにフグ毒のテトロドトキシンは骨格筋や神経の細胞のナトリウムイオン（Na^+）の流入を阻害して神経伝達を遮断する神経毒です．フグを調理するときは必ず，専門の資格を取得した調理師がフグ毒のテトロドトキシンを誤って食べないように調理を行います．

局所麻酔薬の種類

　ナトリウムイオン（Na^+）の細胞内への流入を抑える薬には薬の構造からエステル型（プロカインなど）とアミド型（リドカイン，メピバカイン，ブピバカイン，ロピバカインなど）があります．薬剤の名称に「～カイン」が含まれるものは局所麻酔薬と覚えましょう．一般的によく使用されるのはリドカインです．**リドカインは濃度によって，局所麻酔薬以外に不整脈の治療にも使用される**ので，与薬時には注射薬の表記を確認するなどの注意が必要です．リドカインやメピバカインは作用時間が1.5時間程度と短く，ブピバカイン，ロピバカインは4時間程度と長い特徴があります．目的に応じて薬剤を使い分けます．

　外科の腹部手術などで手術後の疼痛が強いと考えられる場合は，専用ポンプ（PCAポンプ）を使い，作用時間の長いロピバカインを持続的に注入して，疼痛の軽減を図ることがあります．

表1 骨格筋の緊張を和らげる治療の用途

用 途	作 用	代表的な薬
肩こり	筋肉の緊張を和らげ，肩こりをほぐす	エペリゾン
手術時の筋肉の弛緩 気管挿管時の弛緩	筋肉の硬直を抑える．気管挿管しやすくする	ロクロニウム
悪性症候群の治療	統合失調症などの治療に用いられる薬で起こるもので，全身の筋肉の硬直が起こるためやわらげる	ダントリウム

悪性症候群とは
統合失調症などの治療で使用される薬の副作用で，40℃くらいの発熱や筋硬直を引き起こす疾患．
治療には筋弛緩薬が使用されます．

図1 痛みを伝えるメカニズム（局所麻酔に関連する神経）

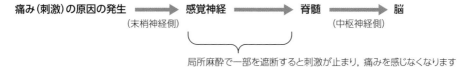

痛み（刺激）の原因の発生 ⟹ 感覚神経 ⟹ 脊髄 ⟹ 脳
　　　　　　（末梢神経側）　　　　　　　　　　（中枢神経側）

局所麻酔で一部を遮断すると刺激が止まり，痛みを感じなくなります

図2 局所麻酔の全体イメージ

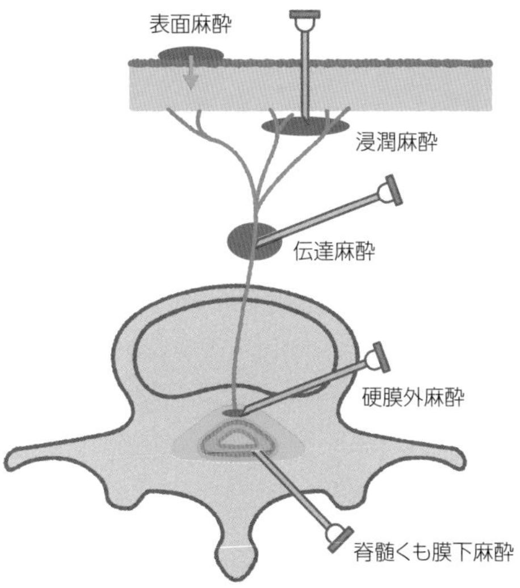

表面麻酔
浸潤麻酔
伝達麻酔
硬膜外麻酔
脊髄くも膜下麻酔

図3 脊髄の解剖生理

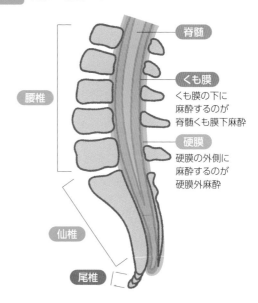

脊髄
くも膜
くも膜の下に麻酔するのが脊髄くも膜下麻酔
硬膜
硬膜の外側に麻酔するのが硬膜外麻酔
腰椎
仙椎
尾椎

表2 局所麻酔の臨床使用例

場 所	麻酔名	説明と臨床適用例
末梢側	表面麻酔	外傷の縫合時や内視鏡挿入時の咽頭麻酔など皮膚や粘膜の表面を麻酔する
↕	浸潤麻酔	抜歯などの際に薬剤を注射し，麻酔する
	伝達麻酔	神経や神経に近い所に薬液を注入し，麻酔する．整形外科の神経ブロックなどがある
	脊髄くも膜下麻酔	下半身麻酔など脊髄の一部に薬液を注入し，麻酔する
中枢側	硬膜外麻酔	術後の疼痛を抑える目的などに使用される．硬膜外腔に薬液を注入する

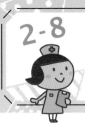

2-8 全身麻酔のしくみ
― 中枢神経への作用を抑えるしくみ

麻酔薬と麻薬の使い方

　夜寝ているときに針で指を刺されることを想像してみてください．痛みですぐに目が覚めてしまいますね．しかし，手術をする際は麻酔薬を使用することで眠っている間は痛みを感じません．手術中は眠らせるために麻酔薬を，痛みを抑えるために麻薬（鎮痛薬）をバランスよく組み合わせて使用して，苦痛なく過ごせるように組み合わせて使用します（**図1**）．前節**2-7**でも説明したとおり，「痛み」を「痛み」として感じるのは脳であり，そこに至るまでの情報を遮断すれば痛みを感じることはなくなります．そのため，痛みをとる方法として，感覚神経〜中枢神経（脳・脊髄）の情報伝達を遮断します．

全身麻酔のしくみと使い方

　全身麻酔は，どの神経に麻酔薬が作用しているのか明確にはわかっていませんが，感覚神経から中枢神経全体に作用させることで，脳への痛み刺激を遮断しています（**図2**）．

　麻酔は効き方により，4つの段階（1920年にグーデルGuedelが提唱）に分けられます（**表1**）．麻酔の深さは**3期（外科的麻酔期）で維持**し，安全な手術環境を作ります．

　麻酔は手術の内容および予定手術時間などを考慮し，吸入麻酔および静脈内麻酔などの特徴を考慮して使用します．麻酔の特徴は**表2**のとおりです．

麻酔薬の副作用・合併症と対応

　頻度が高い麻酔薬の副作用として，吐き気・嘔吐，頭痛や寒気などがあります．吐き気・嘔吐は手術前は絶飲食しているので，吐くことはなく，頭痛も徐々に軽快します．寒気があれば電気毛布を使用することがあります．非常にまれな合併症として**悪性高熱症**があります．

> **悪性高熱症**
>
> 症状：筋硬直，頻脈，不整脈など
> 治療：筋弛緩薬の投与，全身冷却など

　また，手術中は肺塞栓症にも注意が必要です．肺塞栓症として有名なのはエコノミー症候群です．飛行機に長時間乗っていると，下肢の血流が悪くなり血栓が出来ることがあり，DVT（深部静脈血栓症）が生じます．手術中にも肺塞栓症が起こることがあり，この予防には弾性ストッキングや足底を空気で刺激するフットポンプを使用します．

　静脈血栓が過去にできたことのあるリスクの高い患者の場合は抗凝固薬も使用します．

図1 バランスの良い麻酔

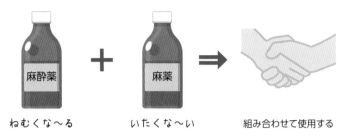

ねむくな～る　　　いたくな～い　　　組み合わせて使用する

図2 痛みを伝えるメカニズム（全身麻酔に関連する神経）

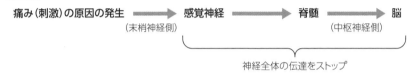

痛み（刺激）の原因の発生　　→　感覚神経　　→　脊髄　　→　脳
　　　　　　　　（末梢神経側）　　　　　　　　　（中枢神経側）

神経全体の伝達をストップ

表1 全身麻酔の分類（グーデルの麻酔深度分類）

期	段 階	特 徴
1期	無痛期	意識はあるが，痛みが感じにくくなっている
2期	興奮期	意識がなくなる状態で，抑制に関わる神経が抑制される（見かけ上の興奮）（注意）
3期	外科的麻酔期	手術を行う麻酔状態．意識がなくなり，骨格筋の緊張が抑えられている
4期	延髄麻痺期	呼吸停止をまねく危険な状態である

（注意）見かけ上の興奮について：「抑制に関わる神経が抑制される」とは車で例えるとブレーキが壊れるというイメージです．ブレーキが壊れるとアクセルを踏まなくても走り続けてしまいます．

表2 麻酔の特徴

麻酔法	特 徴
吸入麻酔	導入と覚醒がスムーズ
静脈内麻酔	プロポフォールは機器を使用し，血中濃度を設定して，最適な血中濃度を維持でき，覚醒もスムーズである．外観は牛乳のように真っ白な薬剤である
	ミダゾラムは半減期が短く，継続した作用を期待したい場合は静脈内持続注射を行う

手術時以外にも集中治療中の患者や内視鏡時の鎮静に静脈内麻酔が行われます．このとき，呼吸状態などにも注意が必要で，血圧や酸素濃度（SpO$_2$）の測定を行います（6-3参照）．覚醒後も体動時の転倒，転落などに注意する必要があります．

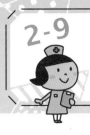

2-9 睡眠薬は中枢麻酔薬

睡眠薬と抗不安薬として使用されるベンゾジアゼピン系薬

　睡眠薬の理解には睡眠のメカニズムを知っておく必要があります．睡眠には深い眠り（**ノンレム**Non Rapid Eye Movement睡眠：目が素早く動いていない睡眠）と浅い眠り（**レム**Rapid Eye Movements睡眠：目が素早く動いている睡眠）があります．その周期は**約1.5時間**ごとで，1回の睡眠で**図1**のようにくり返されます．このくり返す周期を得ることで良質な睡眠が得られます．

　加齢に伴って，入眠するまでに時間を要し，また深い眠り（ノンレム睡眠）は減少し，途中で目がさめることが多くなり，正常な睡眠のリズム（**図1**）が崩れることで，睡眠障害が発症します．その睡眠障害を改善させる目的で使用される薬が，**ベンゾジアゼピン系薬**で，中枢神経（大脳辺縁系や視床下部）のはたらきを抑える神経に強く作用します（**表1**）．その作用を活用して，抗不安薬としても利用されます．

ベンゾジアゼピン系薬の特徴

　睡眠薬を使用するときは薬の作用時間の長さを把握することが大切です．作用時間によって，超短時間型，短時間型，中時間型，長時間型に分類されます．

　ベンゾジアゼピン系薬には筋弛緩作用もあるため，とくに高齢者では**転倒・転落**（とくに転倒時に股関節を受傷し，**大腿骨頸部骨折**や頭部を打撲することで**急性硬膜下血腫**を起こしやすい）に注意が必要です．

その他の睡眠薬

　ベンゾジアゼピン系薬の長期間の与薬による依存が問題になっています．その代替薬として，非ベンゾジアゼピン系睡眠薬，ホルモンが関わる睡眠薬（メラトニン受容体作動薬やオレキシン受容体拮抗薬）があります．

● **非ベンゾジアゼピン系薬**：薬の構造はベンゾジアゼピン系薬と異なりますが，同じように睡眠作用があります．作用時間はベンゾジアゼピン系薬の超短時間型と同じく短いのが特徴です（**表2**）．

● **メラトニン受容体作動薬**：夜に暗くなると，脳の**松果体**から**メラトニン**というホルモンが分泌され，眠りを誘発します．老化によりメラトニンが減少し，薬で補うのが，メラトニン受容体作動薬です（**図2**）．

● **オレキシン受容体拮抗薬**：食事を摂ると眠くなりますね．それは**オレキシン**というホルモンが関わっています．オレキシンは覚醒を維持する脳内の物質（いわゆる目覚ましホルモン）で，食事をとるとこのオレキシンのはたらきが低下することで眠くなります．このしくみを利用した薬が，オレキシン受容体拮抗薬です（**図3**）．

図1 睡眠周期（ノンレム睡眠とレム睡眠）

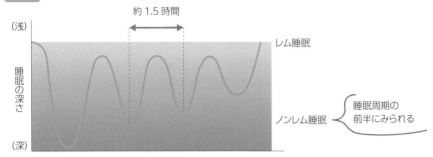

約1.5時間

（浅）

睡眠の深さ

（深）

レム睡眠

ノンレム睡眠 ｛睡眠周期の前半にみられる

時　間

国試POINT
ノンレム睡眠（深い眠り）：脳が休んでいる状態. 脳波は徐波. 心拍数・呼吸数は低く維持.
レム睡眠（浅い眠り）：身体が休んでいる状態（骨格筋弛緩, 組織の新陳代謝低下）. 夢を見ている.
　　　　　　　　　　心拍数・呼吸数は変動が大きい.

表1 ベンゾジアゼピン系薬

分　類	半減期	代表的な薬
超短時間型	4時間まで	トリアゾラム
短時間型	6～10時間	ブロチゾラム
中時間型	12～24時間	フルニトラゼパム
長時間型	24時間以上	クアゼパム

半減期：薬が吸収されたときの最高の血液中濃度から半分の濃度に減るまでにかかる時間. 長い
　と体に長くとどまって効果が長続きします（1-5参照）.
ベンゾジアゼピン系薬：「～ゾラム, ～ゼパム」という名称の後ろが特徴です.
睡眠薬の「強い」「弱い」：睡眠薬はしばしば「強い」「弱い」と表現されますが, 特徴の違いは作用時間
　の長さです. 作用時間をしっかり把握する必要があります.

表2 非ベンゾジアゼピン系薬

薬の名称	半減期（概ね）
ゾルピデム	2時間
ゾピクロン	4時間
エスゾピクロン	5時間

比較的作用時間が短いのが特徴です.

図2 メラトニン受容体作動薬

起きた

太陽の光　　夜暗くなる

おやすみ

脳の松果体
↓
メラトニン分泌
↓
眠りを誘発

メラトニン受容体作動薬はメラトニン受容体を刺激

図3 オレキシン受容体拮抗薬

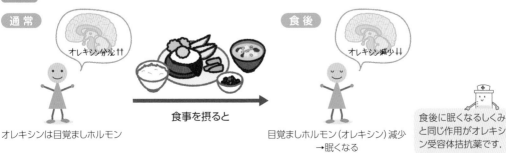

通常

オレキシン分泌↑↑

食後

オレキシン減少↓↓

食事を摂ると

オレキシンは目覚ましホルモン

目覚ましホルモン（オレキシン）減少
→眠くなる

食後に眠くなるしくみ
と同じ作用がオレキシ
ン受容体拮抗薬です.

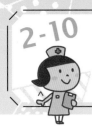

2-10 神経の慢性疾患であるてんかん

てんかんの基本

てんかんとは，大脳皮質（中枢神経）から出る異常な電気的興奮によって発作を引き起こす慢性疾患で，症状は手足がけいれんを起こしたように「ぴくぴくする」ような軽いものから，全身のけいれんや意識消失を伴うような重篤なものまであります．

てんかんは喘息と同じような考え方で対処する疾患で，「発作を予防すること」と「発作が起こったときの治療」が基本となります（喘息の治療は 5-2 参照）．てんかんは予防薬を飲むことで発作が起こらなければ，健常人と同様の日常生活を送ることができます．自動車の運転など危険を伴う行為中に発作が起こると重大な事故につながります．それらの予防のためにも薬の服用を続けることが重要で，発作がない状態が小児で 2～3 年，成人で 5 年以上続けば，薬剤の減量や中止を検討します．

てんかんの発作分類と予防薬

発作を予防する方法は発作の分類によって決められています．発作が起こった場合は，まずは発作を抑えることが重要です．その理由として，発作によって脳がダメージを受け，さまざまな障害を全身に引き起こすことがあるためです．

てんかんは大脳の両側から発症するものを全般性発作（意識障害がある），大脳の片側の一部から発症するものを部分発作といいます．発作分類と特徴は**表1**のとおりです．

代表的な予防薬については**表2**のとおりで，いずれも神経の興奮を抑える薬剤です．

表1　発作分類と特徴

	発作分類	特徴
全般性発作	欠神発作	一時的に意識，反応がなくなるがすぐに戻る（数秒）
	ミオクロニー発作	手足・体が一瞬びくっとする
	強直間代発作	突然意識を失い手足が固まってびくびくする（1分程度）
部分発作	単純部分発作	意識障害がなく，手足などの運動機能に障害がでる
	複雑部分発作	意識レベルが下がり，単純部分発作の症状を有する

表2　てんかんの予防薬 国試POINT

予防薬	使用する発作分類	特徴
バルプロ酸ナトリウム	全般性発作	幅広く使用される．飲み始めに一時的に消化器症状や眠気が生じることがある
カルバマゼピン	部分発作	骨髄抑制（顆粒球減少症）の副作用がある．また，グレープフルーツジュースの摂取により，血中濃度が上昇する（1-4 図4参照）．眠気，ふらつきなどの副作用が増強する
フェニトイン	部分発作 強直間代発作	過量で，運動失調・傾眠．長期連用で歯肉増殖が起こる
レベチラセタム	強直間代発作 部分発作 二次性全般化発作	内服薬と注射薬がある

抗てんかん薬は，薬剤の効果確認および副作用の防止のために，定期的に血中濃度の測定を行うことが好ましいとされています（1-5 参照）．しかし，レベチラセタムは治療域が広いため，血液濃度の測定を行わないことがほとんどです．てんかんの重積発作については図1（下図）参照．

図1　てんかんの重積発作

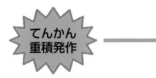

5分以上継続→発作が止まりにくくなる
30分以上継続→脳に障害が残る可能性が高くなる

● てんかん発作・けいれん発作が5分以上続く
● 短い発作が意識の戻らないうちに繰り返し発症

治療

早期に発作を止める
ジアゼパム，ロラゼパム，ホスフェニトイン，
レベチラセタム，ミダゾラムなどを使用
（18歳未満であればミダゾラムの舌下投与の薬剤もある）

第2章　章末問題

次の問題について，説明の内容が正しいかどうか〇か✖で答えよ.

① 神経の構造は血管と同じようにすきまなく，つながっている.

② ノルアドレナリンがα_1受容体に作用すると血管が収縮し，血圧が上昇する.

③ 気管支喘息の治療にはβ_2遮断薬が使用される.

④ 抗コリン薬の副作用に便秘の症状がある.

⑤ 統合失調症には神経伝達物質のアセチルコリンが関与している.

⑥ アルツハイマー型認知症の治療にSSRIが使用される.

⑦ 良質な睡眠はノンレム睡眠が長く続くことによって得られる.

⑧ 睡眠薬にはベンゾジアゼピン系薬剤が用いられる.

⑨ 睡眠薬にはオレキシン受容体刺激薬が使用される.

⑩ てんかんは予防することが大切であるため，きちんと薬を服用する必要がある.

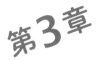

第3章

心臓と血液と腎臓に関連する疾患と治療

　大昔に比べて，私たちが長生きできるようになった理由は，豊かな食生活と医療の進歩によるところが大きいでしょう．逆に生活が豊かになったことで，メタボリックシンドロームに関連する患者さんが増えました．2019年の国民生活基礎調査では，男女共に医療機関を受診する患者さんで最も多い疾患は高血圧症でした．また，2022年の死因の2位は心疾患で，心臓や血管などの循環器に関わる多くの薬が開発され，服用する患者さんも多いのが現状です．とくに心臓に関連する薬は多く，その作用もさまざまです．それらの薬の使用時は，心臓や血管などの基本的な機能や構造，役割を踏まえて疾患を理解することが非常に重要です．メタボリックシンドローム関連疾患（【メタボ関連疾患】と表記）については第3章と第4章で解説します．

　心臓以外にも毎日よくはたらいている臓器に腎臓があります．透析は腎臓の機能を医療機器に置き換えたもので，腎臓の機能が低下した患者さんに行います．腎臓の役割を一言で表現すると「水分の調整，栄養などのリサイクル器官」です．本章では腎臓のリサイクルのしくみを理解し，腎臓にはたらく薬（利尿薬）の作用のしくみを学びます．

　また，人は多量に出血すると死んでしまいます．そもそも血液は何の為に流れていて，血液に関連する疾患にはどんなものがあり，どのように治療すれば良いのでしょうか．順に学んでいきましょう．

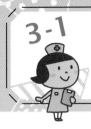

3-1 血液が流れるしくみ
―心臓・血管・腎臓のはたらき

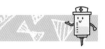

血液の役割

　血液は血球成分(赤血球・白血球・血小板)と液体成分の血しょうで構成されています．血球成分は骨髄で，血しょうは肝臓で作られています．それぞれのおもな役割は以下のとおりです．

● **赤血球**：ヘモグロビンが含まれており，肺で酸素を取り込み，全身の細胞に運びます．
● **白血球**：細菌などが体内に侵入したときに貪食作用(食べること)によって防御機能を果たします．
● **血小板**：出血時に作用し，止血する作用があります．
● **血しょう**：液体成分で，栄養分を全身の細胞に運びます．細胞でエネルギーをつくる時に発生した二酸化炭素を回収し，肺へ運びます．

　血液については8-1 図1も参照してください．

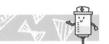

血液が流れる目的

　私たちが生きていくためには，全身に存在する細胞に酸素や栄養分などを送り届ける必要があります．細胞の1つ1つでは届いた酸素や栄養分(糖など)を材料にして，体にとって必要なエネルギーを作り出しています．逆のいい方をすれば，全身の血流が途絶えてしまうと細胞はエネルギーを作れなくなってしまい，生きていくことができなくなります．

　ではその血液の流れはどうやって作られているのでしょうか．血液の流れの源は心臓です．体にとって必要な酸素や栄養分を血液に取り込んで，ポンプ機能によって全身に送り届けています．しくみについては図1，2のとおりです．

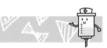

高血圧の何が悪い？

　血液の流れは，体の細胞に必要な酸素や栄養分などを送り届ける重要な役割を果たします．血液が勢いよく流れ，血圧が高いことは良いことではないかと思われるかもしれませんね．実際，高血圧が直接の死因になることはありません．しかし，血圧が高い状態が長い間続くと，血管に負担を与え，血管が破れてしまいます．具体的には脳卒中(脳梗塞や脳出血など)や大動脈解離など(3-3 参照)があります．逆に血圧が低いと全身に血液が送れない状態になるので，低すぎる低血圧も問題になります．

　診察室における高血圧の判断のボーダーラインは最高血圧(収縮期血圧)が140 mmHg 以上，最低血圧(拡張期血圧)90 mmHg 以上です(ちなみに家庭血圧はそれぞれ5 mmHg 低い値になります)．それぞれの数値より低ければ，高血圧が原因で起こる重大な病気にかかりにくいといわれています．

図1 社会の営みとヒトの体の類似性

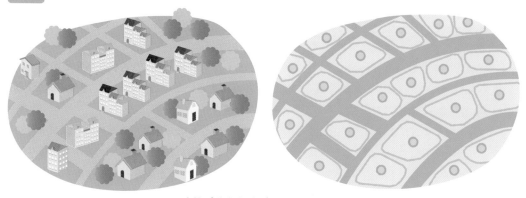

血管が道路，細胞が家として例えると，
それぞれの家で生活が営まれて社会が成り立っているように，
細胞内でエネルギーが産生されてヒトも活動することができます．

図2 血液が全身へ運ばれる全体イメージ

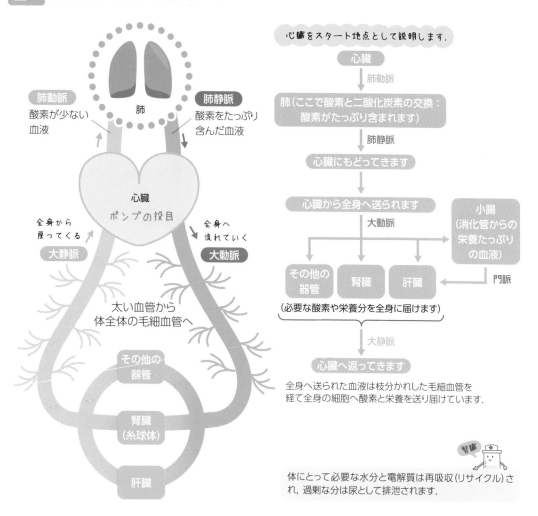

心臓をスタート地点として説明します．

心臓

肺動脈

肺（ここで酸素と二酸化炭素の交換：
酸素がたっぷり含まれます）

肺静脈

心臓にもどってきます

心臓から全身へ送られます

大動脈

小腸
（消化管からの
栄養たっぷり
の血液）

その他の
器官　　腎臓　　肝臓　　　　門脈

（必要な酸素や栄養分を全身に届けます）

大静脈

心臓へ返ってきます

全身へ送られた血液は枝分かれした毛細血管を
経て全身の細胞へ酸素と栄養を送り届けています．

体にとって必要な水分と電解質は再吸収（リサイクル）さ
れ，過剰な分は尿として排泄されます．

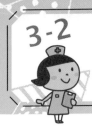

3-2 高血圧の原因と治療
【メタボ関連疾患】

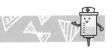

血圧が上がる原因

　高血圧は本態性高血圧（直接的な原因がはっきりしない高血圧）の患者が大半を占めます．過度のストレスや食事などの生活習慣との関係が非常に大きいといわれており，**塩分の摂りすぎと血管が硬くなる**ことなどがおもな原因と考えられています．

　塩分の摂りすぎにより血圧が上昇するのは，塩分を摂ると塩分を薄めるために，脳が水分を摂るように指令を出すことがきっかけになります．水分を摂取すると血管内に水分が多くなり，血管に圧力がかかること（「血管抵抗の増大」と表現されます）で高血圧をもたらします．血液が腎臓を流れる際に一部の水分は尿として捨てられます．すると再び塩分の濃度が上がり，また水分を摂るという悪循環になります．その予防のために塩分の摂取を控える必要があります．「健康日本21（第二次）」による塩分の目標値は，1日あたりの食塩摂取量の**平均値8g**となっています．

　また，血液が流れる血管の要因もあります．血管は若いときは弾力があり，柔らかいのですが，歳を重ねていくとだんだん硬くなっていきます．その硬化や脂肪が多い食事が**動脈硬化**などを引き起こし，場合によっては脳や全身の血管が破れ出血し，血液が細胞に届かないという結果になってしまいます．

　高血圧は個人差がありますが，よほど高くなければ自覚症状が少なく，放置しがちなので，自分が決めた時間に定期的に測定することが重要です．

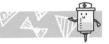

高血圧の治療

　まずは塩分の摂取を控え，脂肪の少ない食事や運動を行い，生活習慣の改善を図ることが重要です．食事療法で改善できない場合は薬物療法を行います（図1）．簡単にまとめると以下のような薬物治療の方法があります．

① 血流を穏やかにする・血管を拡げる → 交感神経抑制薬，血管拡張薬（カルシウム拮抗薬）
（図2-①）

② 血管の収縮に関わる物質を抑える → レニン・アンジオテンシン・アルドステロン系抑制薬
（図2-②）

③ 血管内の水分を少し減らす → 利尿薬（図2-③）

　高血圧の治療は1つの薬から少量で治療を開始し，血圧の状態を観察しながら，上記の薬剤を**組み合わせて治療**を行います．

図1 高血圧の原因と治療法

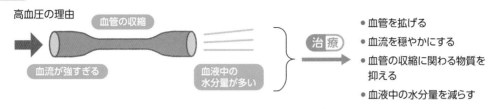

高血圧の理由

血管の収縮

血流が強すぎる

血液中の水分量が多い

治療 →

- 血管を拡げる
- 血流を穏やかにする
- 血管の収縮に関わる物質を抑える
- 血液中の水分量を減らす

図2 高血圧の治療薬

① 交感神経抑制薬, 血管拡張薬(カルシウム拮抗薬)

目 的	分 類	特 徴	代表的な薬
血流を穏やかにする	β_1受容体遮断薬	β_1受容体を遮断すると心臓から全身に送られる血液量(心拍出量)を抑えることができる	ビソプロロール
血管を拡げる	α_1受容体遮断薬	α_1受容体を遮断すると血管の収縮を抑えることができる	ドキサゾシン
	カルシウム拮抗薬	血管の収縮・拡張にカルシウムイオンが関わっており,そのはたらきを抑えることで血管の収縮を抑えることができる	ニフェジピン アムロジピン

2-3 も参照のこと. なお,血流を穏やかにし,血管を拡げる両方の作用をもつαβ遮断薬というものもあります.

 国試POINT　カルシウム拮抗薬のニフェジピンはグレープフルーツジュースとの併用でニフェジピンの分解が抑制され,作用が強くなる可能性があるので注意が必要です(1-4 参照).

② レニン・アンジオテンシン・アルドステロン系抑制薬 国試POINT

肝臓からアンジオテンシノーゲンの産生

腎血液が低下すると分泌

↑ 腎臓からレニン

アンジオテンシンⅠ

↑ 肺の血管内皮細胞から アンジオテンシン変換酵素(ACE)

アンジオテンシンⅡ

- 血管収縮作用
- アルドステロン(副腎皮質ホルモン)分泌↑

(アルドステロン…腎臓でナトリウムと水の再吸収を行う)

 治療

アルドステロンは血圧の上昇を促す作用があります(→ 図1). アンジオテンシンⅡの産生を抑えるためにアンジオテンシン変換酵素(ACE)のはたらきを抑える(ACE阻害薬),もしくはアンジオテンシンⅡのはたらきを抑えるためにアンジオテンシンⅡ受容体拮抗薬(ARB)を使用します.
アンジオテンシンⅡ受容体の遮断に加え,ネプリライシン(ナトリウム利尿ペプチドを分解する作用がある)阻害することで,利尿を促すアンジオテンシン受容体ネプリライシン阻害薬(ARNI)やアルドステロンの受容体を阻害するミネラルコルチコイド受容体遮断薬(MRA)があります.

血圧の上昇に関わる物質を抑える薬

分 類	特 徴	名前の特徴
エーシーイー ACE阻害薬	アンジオテンシン変換酵素(ACE)を阻害することでアンジオテンシンⅡの産生を抑制する	「〜プリル」という名前がついている (例)リシノプリル
エーアールビー ARB	アンジオテンシンⅡの受容体を遮断する	「〜サルタン」という名前がついている (例)ロサルタン
エーアールエヌアイ ARNI	アンジオテンシンⅡの受容体を遮断し,ネプリライシン阻害作用がある	(例)サクビトリルバルサルタン
エムアールエー MRA	アルドステロンの受容体を遮断する	「〜レノン」という名前がついている (例)エプレレノン,エサキセノン

ネプリライシンはナトリウム利尿ペプチド(3-6 表1 参照)を分解する作用をもつ.

③ 利尿薬(フロセミドなど)

(血管内の水分を少し減らす)
全身を循環している血液(水分)が多いと血圧が上昇します. そのため,腎臓から血液中の余分な水分を排出させることにより血圧の上昇を抑えます. 詳細は 3-7 で解説します.

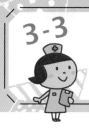

3-3 心臓の疾患と治療1
― 虚血性心疾患

心臓の機能と疾患

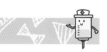

心臓は心筋という心臓を動かす筋肉が電気信号に基づいて動いていることから，心臓が通常のリズム通りに動くには以下の2つの要素が必要です．どちらか1つでもうまくはたらかないと疾患を引き起こします．

① 心臓を動かす筋肉に必要な酸素や栄養が供給される → 機能しないと**狭心症**や**心筋梗塞**

② 心臓を流れる電気信号が正しく流れる → 機能しないと**不整脈**（3-5 参照）

虚血性心疾患（狭心症と心筋梗塞）

虚血とは血液（血液中に含まれる酸素と栄養）が充分に満たされていない状態を示します．

虚血性心疾患は心臓を動かす心筋に酸素と栄養を送っている血管（冠血管といいます）が動脈硬化などで細くなり，充分な酸素や栄養を送ることができなくなることで心臓が充分に機能できなくなる疾患です．狭心症と心筋梗塞はいずれも発作時は胸の痛みが生じますが，違いを簡単にまとめると以下のとおりです．

● **狭心症**：冠血管が動脈硬化などで細くなってしまう．

● **心筋梗塞**：冠血管が詰まってしまう（梗塞といいます）．

いずれも心臓に必要な酸素や栄養分が狭心症の場合は不足し，心筋梗塞では部分的に心筋の機能が止まって，心臓全体の機能が低下します（**図1**）．

狭心症の治療

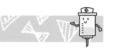

狭心症の治療は以下のように行います（**表1**）．

● 心臓の周りの冠血管を拡張させる → **血管拡張薬**（硝酸薬，カルシウム拮抗薬）

● 心臓の活動を少し抑えることで，供給する酸素や栄養が少なくて済むようにする → **β遮断薬**

心筋梗塞の治療

心筋梗塞発生時はまず，詰まってしまった血流を再開させるためにカテーテル治療（PCI：経皮的冠動脈インターベンション）を行う必要があります．その後，**再度血管が詰まらないよう予防するために抗血小板薬を用いた治療**や，**動脈硬化を防止するために脂質異常症の治療**を行います．詳しい治療に関しては3-8，3-9，**放射線関連薬剤，もう一歩**（11章）で説明します．

大動脈解離と治療

心臓から全身へ血液を送る大動脈の血管の内側は3つの層（外膜・中膜・内膜）で構成されており，高血圧，喫煙，ストレスなどが原因で内膜がやぶれて，中膜が裂ける（解離する）ことで大動脈解離が生じます．種類は2つあり，上行大動脈が解離しているものをスタンフォードA型，解離していないものをスタンフォードB型といいます（**図2**）．他に解離部位の開始地点をさらに詳しく分類（Ⅰ型，Ⅱ型，Ⅲa型，Ⅲb型）したものにDeBakey（ドベッキー）分類があります．

図1　狭心症と心筋梗塞の違いと治療

狭心症

心筋に必要なエネルギーを供給する血管が動脈硬化などで細くなってしまう

心臓と冠動脈血管の造影検査，治療は176ページにあります.

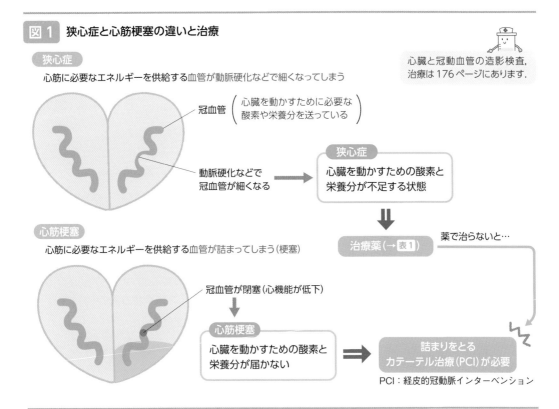

冠血管〈心臓を動かすために必要な酸素や栄養分を送っている〉

動脈硬化などで冠血管が細くなる

狭心症
心臓を動かすための酸素と栄養分が不足する状態

治療薬（→表1）

薬で治らないと…

心筋梗塞

心筋に必要なエネルギーを供給する血管が詰まってしまう（梗塞）

冠血管が閉塞（心機能が低下）

心筋梗塞
心臓を動かすための酸素と栄養分が届かない

詰まりをとる
カテーテル治療（PCI）が必要

PCI：経皮的冠動脈インターベンション

表1　狭心症治療薬 国試POINT

作　用	分類名	特　徴	代表薬
血管を拡張させる	硝酸薬（しょうさんやく）	●血管を拡張させ，心臓への負荷を軽減することができる ●狭心症予防目的で貼付剤，発作時には舌下錠が用いられる	ニトログリセリン 硝酸イソソルビド
	カルシウム拮抗薬	心臓を動かすために必要な酸素や栄養を送るために冠血管を拡張させる	アムロジピン ニフェジピン
交感神経のはたらきを抑える	β遮断薬	心臓の活動を少し抑えることで酸素や栄養が少なくても済むようにする（心臓の省エネ運転）	プロプラノロール ビソプロロール

狭心症の治療では血管が詰まらないように血液が固まりにくくするための薬も使用します.（3-9参照）
カルシウム拮抗薬は名称に「〜ジピン」，β遮断薬は名称に「〜ロール」が含まれます.

図2　大動脈解離の分類と治療 国試POINT

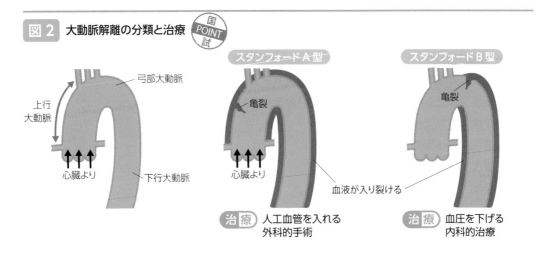

弓部大動脈

上行大動脈

心臓より

下行大動脈

スタンフォードA型

亀裂

心臓より

血液が入り裂ける

スタンフォードB型

亀裂

治療 人工血管を入れる外科的手術

治療 血圧を下げる内科的治療

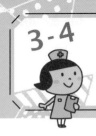

3-4 心臓の疾患と治療2
─心不全

疾患の分類

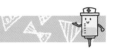

心臓の機能が低下すると全身に血液を送ることができなくなります．心臓の機能低下は以下の2つに分けられます．

① 正常に動いていた心臓の動きが急に悪くなる → **急性心不全**

② 加齢などにより心臓の機能がじわじわ低下する → **うっ血性心不全，慢性心不全**

急性心不全

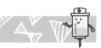

急性心不全は，急に心臓の動きが悪くなる疾患で，心臓のはたらきを良くする治療が必要になります．心肺蘇生では心臓マッサージを行い，アドレナリンの注射を与薬し，それらをくり返します．不整脈（心臓を動かす電気信号の異変）では，AEDなどを用いて電気的なショックを与えて正常なリズムになるように調整を試み，その後心筋のはたらきを強くする薬物（アドレナリン製剤〔α β刺激作用〕，β刺激薬，ドパミン製剤など）を使用します（**図1**）．

うっ血性心不全

うっ血性心不全は心機能の低下のため，全身から戻ってくる血液量と心臓から全身へ送り出す血液量のバランスがとれず，心臓に血液（水分）が貯まる状態（うっ血状態）になります．治療としては心臓から全身への血流量を増大させるために心臓の拍出量（心臓が1回ドクンと動いたときに全身に送られる血液量）を増加させる薬剤が使用されます（**図2**）．

慢性心不全

慢性心不全は加齢などで心臓の全体の機能が低下しているため，限られた心機能を維持するために治療を行います（**図3**）．また血液の流れが悪くなることで注意すべきことがあります．

たとえば冬の池と川を思い浮かべて下さい．どちらが先に凍ってしまうでしょうか？ 池は流れがないので凍ってしまいますが，川は流れがあるので凍りにくいです．血液も同様で，流れがあるときは固まりにくいですが，**心臓の動きが悪くなるような心房細動（心房が小刻みに震える状態）などがあれば血液の流れが悪くなり，血液が固まりやすくなります**（3-7 **図2**参照）．その結果，血栓ができ，脳などの血管が詰まる恐れがあるので，抗凝固薬を使用し，血栓ができないように予防することも大切です．抗凝固薬については**3-9**を参照して下さい．

重症度分類として**NYHA分類**（Ⅰ〜Ⅳ度）があります．

　Ⅰ度：身体活動に制限なし．

　Ⅱ度：身体活動に軽度の制限あり．

　Ⅲ度：身体活動に高度の制限あり．

　Ⅳ度：身体活動のすべてに制限あり．

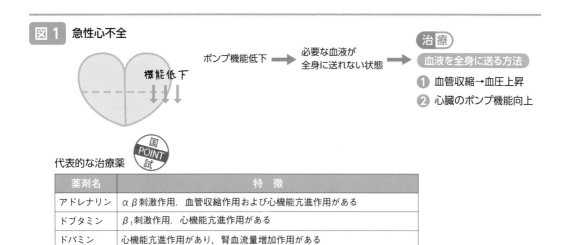

図 1　急性心不全

機能低下

ポンプ機能低下 → 必要な血液が全身に送れない状態 → 治療　血液を全身に送る方法

① 血管収縮→血圧上昇
② 心臓のポンプ機能向上

代表的な治療薬　国試 POINT

薬剤名	特　徴
アドレナリン	α β 刺激作用．血管収縮作用および心機能亢進作用がある
ドブタミン	β_1刺激作用．心機能亢進作用がある
ドパミン	心機能亢進作用があり，腎血流量増加作用がある

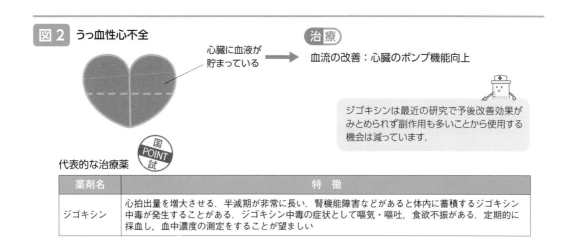

図 2　うっ血性心不全

心臓に血液が貯まっている → 治療　血流の改善：心臓のポンプ機能向上

ジゴキシンは最近の研究で予後改善効果がみとめられず副作用も多いことから使用する機会は減っています．

代表的な治療薬　国試 POINT

薬剤名	特　徴
ジゴキシン	心拍出量を増大させる．半減期が非常に長い．腎機能障害などがあると体内に蓄積するジゴキシン中毒が発生することがある．ジゴキシン中毒の症状として嘔気・嘔吐，食欲不振がある．定期的に採血し，血中濃度の測定をすることが望ましい

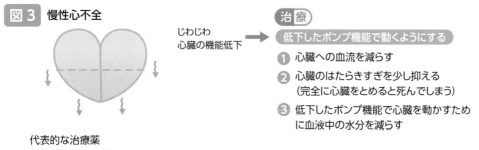

図 3　慢性心不全

じわじわ心臓の機能低下 → 治療　低下したポンプ機能で動くようにする

① 心臓への血流を減らす
② 心臓のはたらきすぎを少し抑える（完全に心臓をとめると死んでしまう）
③ 低下したポンプ機能で心臓を動かすために血液中の水分を減らす

代表的な治療薬

	薬剤分類	特　徴	薬剤名
①	ACE 阻害薬	血圧を低下させ，心臓への負荷を軽減する	3-2 図 2 参照
	ARB		
②	β 遮断薬	少量使用することで心臓の負荷を軽減する作用がある	ビソプロロールなど
③	利尿薬	ループ利尿薬．循環血液量を減少させることで，心臓への負荷を和らげる	フロセミド
		バソプレシン受容体拮抗薬．ループ利尿薬などで効果不充分の時に使用する	トルバプタン

利尿薬は 3-7 表 1 参照．

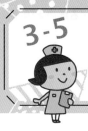

3-5 心臓の疾患と治療3
— 不整脈

心臓を動かす電気的なしくみ

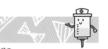

　心臓は一定のリズムで動いています(洞調律といいます)が，それは**洞房結節がペースメーカーの役割**(一定の電気的な刺激の源)を果たしていることによります．心停止の場合はAEDやDCを用いて電気的除細動を目的に電気ショックを与え，リズム(洞調律)を回復させます．**図1**に示すように洞房結節から房室結節，ヒス束から両心室のプルキンエ線維へ順に電気的な信号を送っていることで成り立っています．心臓の電気的なリズムを目で見える状態にしたのが心電図で，電気の発生の大きさを把握できます．通常の心電図は運動会のかけっこのときの気持ちを思い浮かべながら覚えましょう．

　電気的な信号がきちんと送れなくなると心臓を一定のリズムで動かすことができなくなります．脈に異常がある場合は頻脈(リズムが早くなる)や徐脈(リズムが遅くなる)などがあります．たとえば極度の緊張状態のときは「心臓がドキドキする」という経験はありませんか？ それは全身(とくに脳)などにしっかり血流を流して，酸素や栄養などを送り，器官のはたらきを向上させるための反応です．

　不整脈の治療はおもに，過剰な心臓の「ドキドキ」，つまり頻脈の治療を行うことが多いのですが，心臓の機能以外(たとえば感染症や精神疾患など)が頻脈の原因になっていることも考えられるので，それらの治療も同時並行で行っていくことが必要です．

不整脈の治療

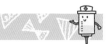

　不整脈の治療はおもに以下の2つの方法があります．
① ペースメーカーなどの機械を埋め込んで正常な心臓のリズムを作る方法
② 薬物で治療する方法
　電気的な信号に関わる電解質(陽イオン)がおもに関連しています．具体的にはナトリウムイオン(Na^+)，カリウムイオン(K^+)，カルシウムイオン(Ca^{2+})などがあります(**図2**)．それらのイオンが心臓の筋肉(心筋)の動きに関わり，調整することで心臓の動きのリズムを正常に整えることができるようになります．それらを調整する薬を理解するための考え方についてはボーガンウイリアムス分類(**表1**)や詳しく分類したシシリアン・ガンビット分類があります．
　治療の手順としては，心電図や脈拍数などを把握して，心臓の状態を見ながら進めていきます．

図1　心臓を動かす電気的なしくみ 国試POINT

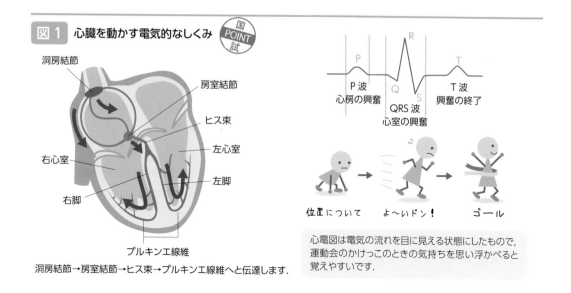

洞房結節

房室結節

ヒス束

左心室

左脚

右心室

右脚

プルキンエ線維

洞房結節→房室結節→ヒス束→プルキンエ線維へと伝達します.

P波　心房の興奮

QRS波　心室の興奮

T波　興奮の終了

位置について　よ〜いドン!　ゴール

心電図は電気の流れを目に見える状態にしたもので, 運動会のかけっこのときの気持ちを思い浮かべると覚えやすいです.

図2　不整脈の原因と治療

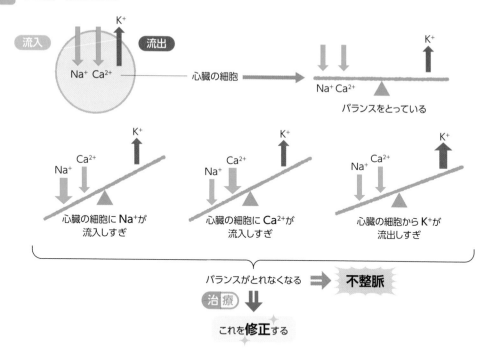

流入　流出　K^+　Na^+　Ca^{2+}　心臓の細胞　Na^+　Ca^{2+}　K^+　バランスをとっている

Na^+　Ca^{2+}　K^+　心臓の細胞にNa^+が流入しすぎ

Na^+　Ca^{2+}　K^+　心臓の細胞にCa^{2+}が流入しすぎ

Na^+　Ca^{2+}　K^+　心臓の細胞からK^+が流出しすぎ

バランスがとれなくなる ⇒ 不整脈

治療 ⇩ これを修正する

表1　不整脈の分類（ボーガンウイリアムス分類）

	分類	作用	代表的な薬
1群	ナトリウムチャネル遮断薬	心臓の細胞へのナトリウムイオンの流入を抑える	ジソピラミド(1a), リドカイン(1b), ピルシカイニド(1c)
2群	β遮断薬	心臓の過剰興奮を抑える	プロプラノロール
3群	カリウムチャネル遮断薬	心臓の細胞内からのカリウムイオンの流出を抑える	アミオダロン
4群	カルシウム拮抗薬	心臓の細胞へのカルシウムイオンの流入を抑える	ベラパミル

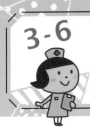

3-6 腎臓のはたらき

腎臓のはたらき

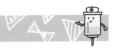

　腎臓は，水分やナトリウムイオン（細胞外〔血管の中や細胞と細胞のすきま〕に多く含まれている）やカリウムイオン（細胞内に多く含まれている）などの電解質の体液調整をしている重要な器官です．具体的には水分や電解質が多すぎるときは体外に捨て，少ないときはできるだけ体内に保ちながら，体の体液状態を一定に保ちます．通常の尿量は1,000～2,000 mL/日で，多尿（2,500～3,000 mL/日以上），乏尿（400 mL/日以下），無尿（100 mL/日以下）では何らかの障害が考えられます．

　また，尿として水分や電解質をすべて体外に捨ててはもったいないので，体に必要なものは大部分再利用するリサイクル器官でもあります（図1）．

　腎臓は，体にとって必要な糖も再吸収します．しかし，その量には限界（血糖値が170～200 mg/dL程度以上）があり，限界を超えて再吸収できなくなった糖は尿中へ捨てられます．糖を含む尿は尿糖と呼ばれます．

腎臓のしくみ

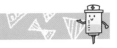

　腎臓は，糸球体から順に，**近位尿細管→ヘンレループ管→遠位尿細管→集合管**という順につながっています（図1）．

　腎臓では水と電解質の再吸収が行われており，さまざまなホルモンが関わっています（表1）．

　電解質はイオン単独で再吸収（リサイクル）されるわけではなく，必ず水にとけた状態で移動します．利尿薬（水分の再吸収〔リサイクル〕を抑え，排尿を促し，体内の水分を減らす薬）のしくみについては，次節3-7で説明します．

腎臓が担っているほかの大切な役割（図2）

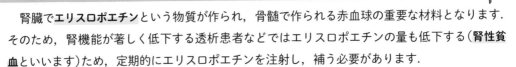

　腎臓で**エリスロポエチン**という物質が作られ，骨髄で作られる赤血球の重要な材料となります．そのため，腎機能が著しく低下する透析患者などではエリスロポエチンの量も低下する（**腎性貧血**といいます）ため，定期的にエリスロポエチンを注射し，補う必要があります．

　腎臓で作られるもう1つの物質の**レニン**は，腎臓の糸球体での血流が低下した際に分泌され，血圧上昇に関わります（3-2 参照）．

　また，ビタミンDはさまざまな食品に含まれていますが，体内で肝臓と腎臓の働きにより活性化（作用が現れる状態になる）し，活性型ビタミンDとなり作用します．つまり，肝臓や腎臓の働きが著しく低下すると活性化されず血液中のカルシウム濃度が低下します（4-7 表1参照）．

図1　腎臓のはたらき

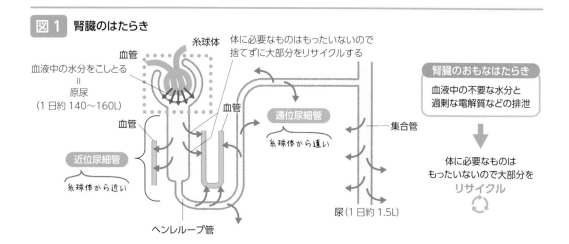

- 糸球体：血液の一部から水分や水分に溶け込んでいる電解質を尿細管へろ過する.
- 近位尿細管：ブドウ糖(グルコース)やアミノ酸, ナトリウムイオン, 塩化物イオン, 炭酸水素イオンを血液中へ戻すために再吸収(リサイクル)を行う.
- ヘンレループ管, 遠位尿細管：ナトリウムイオン, 塩化物イオンなどを血液中へ戻すために再吸収(リサイクル)を行う.
- 集合管：ナトリウムイオンおよび水を血液中へ戻すために再吸収(リサイクル)を行う.

表1　腎臓で水や電解質の再吸収に関わっているホルモン

ホルモン名	分泌部位	はたらき
アルドステロン	副腎皮質	尿細管でナトリウムイオンと水の再吸収を促す. カリウムイオンが分泌(尿中へ排泄)される
バソプレシン	脳下垂体後葉	集合管で水の再吸収を促す
ヒト心房性ナトリウム利尿ペプチド	心臓(心房)	尿細管でナトリウムイオンと水の再吸収を抑える

図2　腎臓のほかの大切な役割

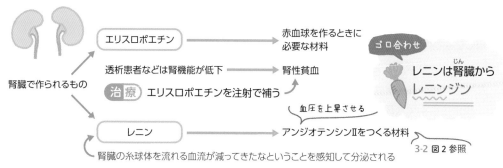

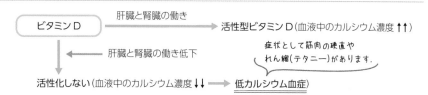

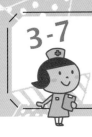

3-7 利尿薬のしくみと副作用

利尿薬のしくみ

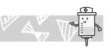

　利尿薬のしくみは，前節で説明した腎臓のはたらきを理解すれば非常にシンプルです．血液中から糸球体でろ過された水分や電解質が，尿細管という管を流れていく途中で再吸収（リサイクル）をされないようにはたらきかける薬が利尿薬です．

　細胞外液（血液中）に多く含まれる水分やナトリウムイオンが腎臓で再吸収されないので，尿として排泄されます．そのため，血液中のナトリウムイオンが減少し，**低ナトリウム血症**になりやすいので，注意しなければなりません．

　利尿薬がはたらきかける腎臓の場所とその特徴については**図1**，**表1**にまとめました．

利尿薬を使用するときの注意事項

　ループ利尿薬は，尿中にうすい塩水（ナトリウムイオンと塩化物イオン）だけでなく，カリウムも尿中へ排泄されるので，**低ナトリウム血症と低カリウム血症に注意が必要**です．血液中にナトリウムは多く含まれています（135〜150mEq/L）が，カリウムは少ない（3.5〜5.0mEq/L）です．そのため，ナトリウムは多少増減しても影響が出にくいですが，カリウムはもともと少ないため，流出の影響を受けやすいのです．とくに，カリウムの減少は心臓の動きに影響する（不整脈などを引き起こす）ので注意が必要です．

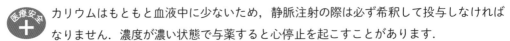

　カリウムはもともと血液中に少ないため，静脈注射の際は必ず希釈して投与しなければなりません．濃度が濃い状態で与薬すると心停止を起こすことがあります．

　バソプレシン受容体遮断薬は水の再吸収を抑えるため，血液中のナトリウムイオン濃度が高くなりすぎないように血液検査を行い，チェックすることが重要です．

脱水が関連する疾患（高尿酸血症〔痛風〕）

　利尿薬を使用すると血液中の水分が減って脱水状態になることがあります．脱水になると気をつけないといけない疾患に高尿酸血症があります．**尿酸は水に非常に溶けにくい性質があり，過剰になると関節など体温が低く，血流の少ないところに析出し**（**図2**），免疫細胞が体内の異物発生を感知し，炎症反応を起こします（痛風発作）．このとき，非常に強い痛みを感じます．痛みが出た場合は抗炎症薬を使用します．抗炎症薬に関しては**8-5**「炎症と抗炎症薬」で説明します．

　脱水でなくても尿酸は食品に含まれるプリン体（遺伝子の成分である核酸）から作られるので，牛や鳥のレバー，魚の精巣（白子），魚卵（イクラ・タラコ），ビールなどプリン体が多く含まれる食品を控える必要があります．治療はシンプルで，尿酸が増えないように食事療法もしくは尿酸の生成を抑え，排泄を促すことを目的に治療を行います．尿酸の発生と治療について**図3**にまとめておきます．

図 1 利尿薬のはたらき

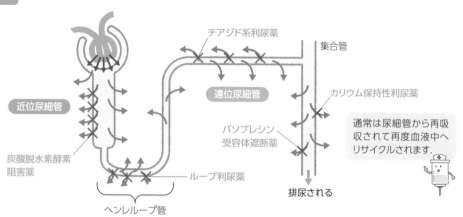

表 1 利尿薬の特徴 国試POINT

働きかける部位	特　徴	代表的な薬
近位尿細管	水とNa$^+$とHCO$_3^-$の再吸収を抑える（尿に排泄する）．再吸収機能は少ないため，利尿効果は弱い	炭酸脱水素酵素阻害薬（アセタゾラミド）
ヘンレループ管	水とNa$^+$とCl$^-$とK$^+$の再吸収を抑える（尿に排泄する）．「塩水＋K$^+$を捨てる」と覚えましょう　再吸収機能が非常に強いところを抑えるので，利尿効果が強い	ループ利尿薬（フロセミド）
遠位尿細管	水とNa$^+$の再吸収を抑える（尿に排泄する）．「塩水を捨てる」と覚えましょう	チアジド系利尿薬（トリクロルメチアジド）
遠位尿細管〜集合管	水とNa$^+$とCl$^-$の再吸収を抑える（尿に排泄する）．再吸収機能は少ない	アルドステロン拮抗薬（スピロノラクトン，エプレレノン，エサキセレノン）
集合管	バソプレシンの受容体を遮断し，水の再吸収を抑える．（バソプレシンについては 4-4 参照）	バソプレシン受容体遮断薬（トルバプタン）

図 2 流れと固まりやすさ

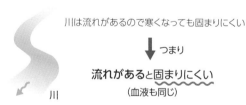

川は流れがあるので寒くなっても固まりにくい

↓ つまり

流れがあると固まりにくい
（血液も同じ）

川

池は流れがないので寒くなると固まる

↓ つまり

流れがないと固まりやすい
（血液も同じ）

池

図 3 高尿酸血症（痛風）の発生と治療

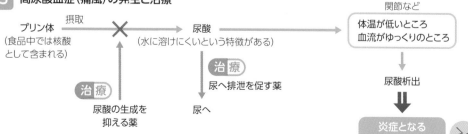

プリン体
（食品中では核酸として含まれる）

摂取

尿酸
（水に溶けにくいという特徴がある）

関節など

体温が低いところ
血流がゆっくりのところ

尿酸析出

治療

尿酸の生成を
抑える薬

治療

尿へ排泄を促す薬

尿へ

炎症となる
（痛みを生じる）

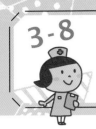

3-8 血液の異常に関連する薬物1
―脂質異常症【メタボ関連疾患】

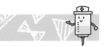

脂質の役割

　脂質というと体に悪いイメージがあるかもしれませんが，脂質は体内で作られるホルモンの材料になります．また，糖質やタンパク質に比べて熱量（エネルギー）を多く作ることができます．

　1gあたりの熱量（エネルギー）：脂質は9kcal，糖質・タンパク質は4kcal

血液中の油（脂）と脂質異常症

　油（脂）は水に溶けませんが，どのように血液中を流れているのでしょうか？

　たとえば，油汚れのあるお皿をきれいにするために洗剤を使用します．洗剤には界面活性剤が含まれ，油と水が一緒に混ざり合うのを助けるはたらきがあります．体内ではその洗剤にあたる役目をしているのが，リン脂質と呼ばれるもので，脂と水が混ざり合うのを助けており，リポタンパク質として血管内を流れています．

　リポタンパク質はコレステロールとトリグリセリド（中性脂肪；中性脂肪の大部分はトリグリセリド）とリン脂質と遊離脂肪酸の4種類があり，粒子の大きいものからカイロミクロン（キロミクロン），VLDL（超低密度リポタンパク質），**LDL**（低密度リポタンパク質），**HDL**（高密度リポタンパク質）などがあります．この順番は脂質の多い順でもあります（**図1**）．HDL以外のリポタンパク質が一定基準より多い状態や，HDLが一定基準より少ない状態を**脂質異常症**といいます．

脂質異常症の予防と治療

　カイロミクロン・VLDL・LDLは粒子の大きい脂質で，血液中に多くなると血管を詰まらせる原因となり，HDLは粒子の小さい脂質で血中コレステロールを肝臓に運ぶ役割を果たします．前者を減らし，後者を増加させることで，血管の脂質の増加が原因である動脈硬化の予防につながります．

　まずは食事療法や運動療法，次に脂質が減少しなければ薬物療法（**表1**）を行います．粒子の大きいリポタンパク質に多く含まれるコレステロールやトリグリセリドを減らすことを目的に治療を行います．また，閉経後は女性ホルモンである**卵胞ホルモン（エストロゲン）**が低下するため，**脂質異常症を発症しやすい**ので注意が必要です（エストロゲンはLDLを減少させ，HDLを増加させる作用があります）．

　治療薬の**HMG−CoA還元酵素阻害薬**（スタチン系薬）には重大な副作用として，**横紋筋融解症**（筋肉が溶ける疾患）がありますので注意が必要です（**図2**）．なお，内臓脂肪が増加しすぎるとメタボ関連疾患として心臓や血管の疾患をもたらします．その判断のためメタボリックシンドローム（内臓脂肪症候群）の診断基準（**表2**）があります．

図1 血液中を流れるリポタンパク質

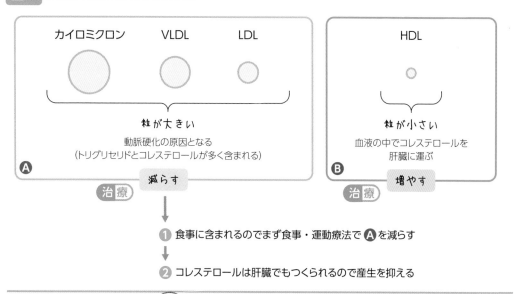

A
カイロミクロン　VLDL　LDL

粒が大きい
動脈硬化の原因となる
(トリグリセリドとコレステロールが多く含まれる)

治療　減らす

B
HDL

粒が小さい
血液の中でコレステロールを
肝臓に運ぶ

治療　増やす

① 食事に含まれるのでまず食事・運動療法で A を減らす

② コレステロールは肝臓でもつくられるので産生を抑える

表1 脂質異常症の治療薬 国試POINT

分　類	特　徴	代表的な薬
HMG−CoA 還元酵素阻害薬 (スタチン系薬)	HMG−CoA 還元酵素(コレステロールの生成に関わる酵素)を抑え，LDL を減らす. 重大な副作用に横紋筋融解症がある	ロスバスタチン アトルバスタチン など
フィブラート系薬	トリグリセリド(中性脂肪)の分解やコレステロールの合成を低下させる	ベザフィブラート フェノフィブラート など
EPA 製剤	肝臓でのトリグリセリド(中性脂肪)の合成にかかわる酵素を阻害する.	イコサペント酸エチル など
小腸コレステロール トランスポーター阻害薬	小腸での食品中のコレステロールの吸収を抑える	エゼチミブ

図2 横紋筋融解症 国試POINT

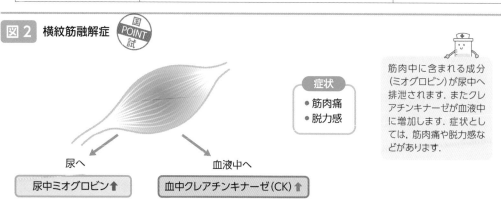

症状
● 筋肉痛
● 脱力感

筋肉中に含まれる成分
(ミオグロビン)が尿中へ
排泄されます. またクレ
アチンキナーゼが血液中
に増加します. 症状とし
ては, 筋肉痛や脱力感な
どがあります.

尿へ　　　　　　血液中へ

尿中ミオグロビン⬆　　血中クレアチンキナーゼ(CK)⬆

表2 メタボリックシンドロームの診断基準 国試POINT

必須項目	(内臓脂肪蓄積)ウエスト周囲径		男性 85cm以上／女性 90cm以上
選択項目 3項目のうち 2項目以上	1.	高トリグリセリド血症 かつ／また 低HDLコレステロール血症	150mg/dL以上／40mg/dL以下
	2.	収縮期(最大)血圧 かつ／また 拡張期(最小)血圧	130mmHg以上／85mmHg以上
	3.	空腹時高血糖	110mg/dL以上

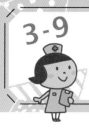

3-9 血液の異常に関連する薬物2
─ 貧血，抗凝固薬

いろいろな貧血

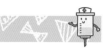

　貧血は漢字の意味を考えると「血が貧しい」状態であると読むことができます．たとえば出血のように，体内を循環している血液が明らかに減少している場合や，血液中の一部の成分のみが減少し，血液の機能を充分に発揮できない場合もあります．とくに赤血球は**ヘモグロビン**という**ヘム鉄**を含み，全身で使用する**酸素を全身に運ぶ**役割を担っています．赤血球が関連する代表的な貧血は**表1**のとおりです．

止血のしくみと抗凝固薬

　血液には出血を止めるしくみが備わっています．止血に関わる血の塊は血小板とフィブリンが材料となっています．肝臓で生成される血液凝固因子とプロトロンビンからトロンビンが生成されます．生成されたトロンビンは血液中のフィブリノゲンからフィブリンへの産生を促します．このようにして，止血に関わる血の塊ができます（**図1**）．

　肝臓は**血液凝固因子，プロトロンビン，フィブリノゲンを産生する器官**であるため，**肝臓の機能低下時は出血しやすくなる可能性**があるので，手術時などはとくに注意する必要があります．

　抗凝固薬は血液の流れが遅い静脈血管にできる血栓の予防（心房細動による心原性脳塞栓や下肢静脈血栓による肺塞栓など）に使用します．ちなみに**抗血小板薬は血液の流れが速い動脈血管にできる血栓の予防**（狭心症や心筋梗塞，脳梗塞など）に用います（詳細 **8-5** 参照）．

　血液はしっかり血流があれば固まりにくく（**3-7 図2**：流れと固まりやすさ参照），血管が細くなった状態（脳梗塞など）や血液の滞留（心房細動などの不整脈），血管内に異物が入っている場合（心臓弁など）は血液が固まりやすいという特徴があります．血管の詰まりは，全身への血流を止めてしまうので，血液を固まりにくくすることが治療上必要となります．代表的な抗凝固薬とその作用・特徴を**表2**にまとめておきます．

　出血を伴う手術前にワルファリンを服用している場合は薬の服用を**3〜5日前**に中止し，半減期が短いヘパリンに変更します．血液の抗凝固薬の効果（サラサラ具合）は**PT−INR**（プロトロンビン時間−国際標準比），**APTT**（活性化部分トロンボプラス時間）で評価できます．

　PT−INRの基準値は1.0で大きくなると血液がサラサラの状態を示します．心臓弁の疾患では2〜3，心房細動での血液凝固防止では70歳未満で2〜3，70歳以上で1.6〜2.6で調整します．

　ちなみに，出血を伴う手術前に，直接作用型経口抗凝固薬（DOAC：リバーロキサバン，アピキサバンなど）ではヘパリンへの変更は原則不要（血栓リスクが高い場合はヘパリンへの変更を考える）で，抗血小板薬ではヘパリンへの変更を行う必要はありません．

血栓を溶かすしくみ

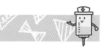

　脳梗塞や急性心筋梗塞などで血栓ができた場合は，詰まった血栓を溶かし，血流を再開させなければなりません．フィブリンを溶かすものに組織型プラスミノゲンアクチベータ（t-PA）があります．血栓は時間が経過すると溶けにくくなるため，早急に溶かす必要があります（**図2**）．

表1　いろいろな貧血と対処法 国試POINT

名　称	特　徴	対処方法
鉄欠乏性貧血	赤血球に含まれるヘム鉄が不足することによって発症する貧血でさじ状つめ（スプーンネイル）が特徴	鉄剤の経口*もしくは静脈内投与
巨赤芽球性貧血	赤血球の代謝に関わるビタミンB_{12}が不足することによって発症する．胃から分泌される内因子はビタミンB_{12}の腸管からの吸収に関わる．胃がんなどの胃切除術後に発症する貧血	ビタミンB_{12}の静脈内投与
溶血性貧血	赤血球が通常より早く破壊されることで発症する	脾臓（ひぞう）の摘出
腎性貧血	腎臓で生成され，赤血球の産生に関わるエリスロポエチンが不足することによって発症する．透析患者の慢性的な腎機能低下時に発症する	エリスロポエチンの注射

* 鉄剤は，消化管内で酸化されて（錆びて）黒く変色したものが排便されるので，注意が必要です．

図1　止血のしくみと薬 国試POINT

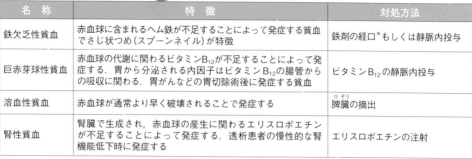
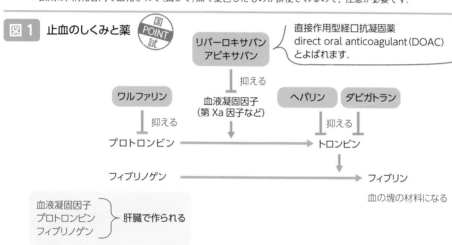

- 肝臓の機能の低下 ⟶ 出血しやすくなる
- プロトロンビンの作用にはビタミンKが必要
  ワルファリンを服用するとビタミンKの作用が低下する ⟶ 血液凝固を抑える作用がある

表2　抗凝固薬の作用と特徴 国試POINT

薬の名称	作用・特徴	
ワルファリン	飲み薬．プロトロンビンの材料であるビタミンKの作用を抑える．ビタミンKを含む食物（納豆など）を摂取するとワルファリンの作用が減弱するので摂取を控える必要がある．薬効が強くなりすぎた場合は，ビタミンKの摂取で減弱する．薬効の評価は血液検査項目のPT-INRを用いる	
ヘパリン	注射薬．トロンビンのはたらきを抑える．半減期が短いため，輸液ポンプを用いて持続的に投与，もしくは皮下注射を行う．薬効の評価は血液検査項目のAPTTを用いる	
ダビガトラン	飲み薬．トロンビンの働きを直接抑える	ビタミンKの摂取に影響を受けない
リバーロキサバン アピキサバン など	飲み薬．血液凝固因子（第Xa因子）を抑える	

アスピリン（抗血小板薬）は狭心症や心筋梗塞などの冠動脈系疾患に用いて，血流を保つ目的で使用します（詳細は 8-5 参照）

図2　血栓を溶かすしくみ

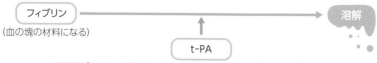

組織型プラスミノゲンアクチベータ（アルテプラーゼ，モンテプラーゼなど）

第3章　章末問題

　　次の問題について，説明の内容が正しいかどうか○か✖で答えよ.

① 血球成分は肝臓で作られる.

② 塩分の摂りすぎは高血圧を引き起こすため，「健康日本21」の目標塩分摂取量は1日あたり8gと定めている.

③ カルシウム拮抗薬はグレープフルーツジュースと飲み合わせが悪い.

④ 高血圧の治療に利尿薬が使用される.

⑤ 狭心症は冠血管が完全に閉塞することで発症する疾患である.

⑥ 狭心症発作が起こったときはニトログリセリンの舌下錠を使用する.

⑦ 心停止の補助の治療にアドレナリンを使用する.

⑧ ジゴキシン中毒の症状に嘔気・嘔吐が挙げられる.

⑨ ループ利尿薬の服用により，低ナトリウム血症をもたらすことがある.

⑩ 痛風は血液中の尿酸が低下することにより発症する.

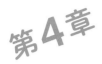

第4章

微量だが体内で重要な役割を
果たす物質と関連する疾患

　体の中ではさまざまな物質が作られています．ホルモンは微量にしか存在しませんが，私たちの身体の中で正常な体の機能を保つために重要な役割をしています．そのホルモンのバランスが悪くなるといろいろな疾患を引き起こします．その代表的な疾患が糖尿病です．ここではホルモンの役割と疾患，糖尿病の原因と症状，薬物治療についてみていきます．

　また，ホルモン以外にも微量ながら重要な役割をしているものにビタミンがあります．私たちは多くの食物からビタミンを摂食しています．ビタミン不足で口内炎ができたと聞くことがありますね．ビタミンは体の中でどんな役割をしているのでしょうか．またビタミンが多すぎる場合（過剰症）と少なすぎる場合（欠乏症）について学んでいきます．

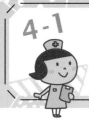

4-1 ホルモンのはたらき

ホルモンとは

　体内では多くの種類の物質が生成されています．それぞれの生成量もさまざまで，多く生成される物質もあれば少ししか生成されない物質もあります．その例として，体内で生成されるホルモンは微量ですが，とても重要な役割をしています．料理でたとえると調味料（塩・コショウなど）のようなもので，少しの量でも料理の完成度（味）を決めているのと同じようなイメージです．

　自宅から会社までを電車で通勤する様子を思い浮かべて下さい（図1）．ホルモンは体内の器官で生成され，血液によって運ばれて，特定の器官に到着すると作用します．ホルモンは決められた目的を果たすために分泌されます．

ホルモンの役割

　ホルモンのおもなはたらきは2つあります．

【ホメオスタシス（恒常性）の維持】

　身近な例を挙げて説明すると，冬になり，外が寒くなるとコートなどの服を着ます．それは外が寒いので風邪を引かないようにするためで，体温を下げないように上着を着ます．それと同じように体内でも環境の変化に対し，一定の状態に保つしくみがあります．これをホメオスタシス（恒常性）といいます（図2）．このとき，**フィードバックのしくみ**（図3）がとても重要です．

　フィードバックのしくみについて，血糖値を例に考えてみましょう．食事を摂ると小腸で消化・吸収されて血糖値が上がります．その後，すい臓からホルモンの一つであるインスリンが分泌され，血流中を循環するインスリンによって糖が細胞に取り込まれて（糖からエネルギーがつくられます），結果として血糖値が下がります（もとの血糖値に戻ります）．その後，インスリンの分泌が減ります．

【体内の生理的な変化を起こす】

　月経周期を例に考えてみましょう．

　脳からの指令によって，性周期に関わるホルモンの分泌を促すホルモンが出て血液中へ流れていきます．その後，そのホルモンが卵巣に届き，性周期に関わるホルモンが分泌され機能を果たします．

　ホルモンを理解するポイントは，そのホルモンがどの器官から分泌され，どのような作用を果たすのかを整理することです．次節から重要なホルモンについて解説します．

図1 ホルモンのイメージ

❶ 会社から出社の指令　　❷ ホルモンが運ばれる　　❸ ホルモンが仕事をする

自宅　　　　　　　　　　　　　　　　　　　　　会社

通勤経路に該当するのが血管で, 自宅と会社に該当するのが器官(脳やすい臓など)で, ホルモンが運ばれる過程は電車(血液)にのって運ばれるイメージです. ホルモンが作用する会社(器官)に到着後, 作用を発揮します.

図2 ホルモンの役割の例

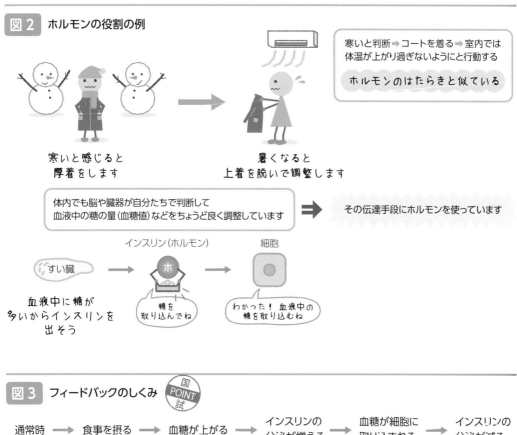

寒いと判断 ➡ コートを着る ➡ 室内では体温が上がり過ぎないようにと行動する

ホルモンのはたらきと似ている

寒いと感じると
厚着をします

暑くなると
上着を脱いで**調整**します

体内でも脳や臓器が自分たちで判断して
血液中の糖の量(血糖値)などをちょうど良く調整しています　➡　その伝達手段にホルモンを使っています

インスリン(ホルモン)　　　細胞

すい臓

血液中に糖が
多いからインスリンを
出そう

糖を
取り込んでね

わかった! 血液中の
糖を取り込むね

図3 フィードバックのしくみ

国試POINT

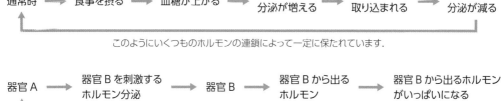

通常時 → 食事を摂る → 血糖が上がる → インスリンの分泌が増える → 血糖が細胞に取り込まれる → インスリンの分泌が減る

このようにいくつものホルモンの連鎖によって一定に保たれています.

器官A → 器官Bを刺激するホルモン分泌 → 器官B → 器官Bから出るホルモン → 器官Bから出るホルモンがいっぱいになる

負のフィードバック(ストップをかける)＝ホメオスタシス(恒常性)が保たれる

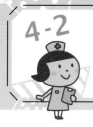

4-2 血糖に関わるホルモン1
―糖尿病のきほん【メタボ関連疾患】

インスリンの役割

　私たちが生活するために必要なエネルギーは，血管の中ではなく，血管外の各細胞で作られます．つまり血液中の糖を細胞に運ぶ必要があります（図1）．その役割をはたすのがインスリンです．

糖尿病の分類

　糖尿病には1型と2型の2つの分類があります．

- ●**1型糖尿病**：先天的な原因で発症することが多く，小児に多いという特徴があります．インスリンの分泌量がない，もしくは非常に少ないため，**治療の基本はインスリン投与**です．
- ●**2型糖尿病**：食事の欧米化や過食，運動不足が原因で発症する生活習慣病の一つです．**治療の基本は食事療法や運動療法**を行い，**改善されない場合に薬物療法**（内服薬の服用やインスリン注射）を行うことになります．

糖尿病の合併症

　糖尿病は，きちんと細胞に糖が運ばれない状態（血液中に糖が多い状態）で，合併症（神経障害・網膜症・腎症を3大合併症といいます）など，さまざまな疾患をもたらします（図2）．

　それぞれの合併症の出現時期は，① **神経障害**，② **網膜症**，③ **腎症**の順に現れます．

- ●**神経障害**：手足のしびれが出てくる．進行すると足先の血流が悪くなり，壊疽する（腐る）．
- ●**網膜症**：視力低下や飛蚊症（蚊が飛んでいるように見える）が現れ，進行すると失明する．
- ●**腎症**：腎機能が低下する．糖尿病性腎症が増加したため，透析の導入原因の1位になっている．

　その他，血管の病気（脳梗塞や虚血性心疾患など）や急性代謝性合併症として糖尿病性ケトアシドーシスを引き起こします．

　糖尿病になるとインスリンが減少し，ブドウ糖が細胞に運ばれなくなるので，かわりに脂質からエネルギー（ATP）を作るようになります．この時，ケトン体（酸性物質）が生じ，増加しすぎると全身に障害をもたらすことになります．これを糖尿病性ケトアシドーシスといいます．

血糖を調節するホルモンの種類

　代表的なホルモンに**インスリン**が挙げられます（表1）．インスリンは**すい臓のβ細胞から分泌**されるホルモンで，血液中の糖を血管外の細胞に運ぶ役割があり，細胞内に運ばれた糖はエネルギーを産生する材料になります．

　逆に血液中の糖が少ない状態になるとすい臓の**α細胞**から**グルカゴン**というホルモンが分泌され，肝臓などに蓄えられたグリコーゲンを分解し，糖分（ブドウ糖）を血液中に供給します．

　また，インスリンの分泌を促すホルモンが小腸から分泌されるインクレチン類（GLP-1，GIPなど）というホルモンで，食事を摂ることで分泌されます．**インクレチン類は血糖を下げ過ぎない特徴**があります．

図1　血液中の糖が細胞に入るしくみ

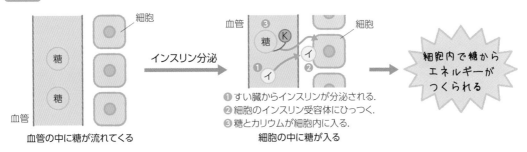

インスリン分泌

細胞

血管

糖

糖

血管

血管の中に糖が流れてくる

血管

糖

③

②

①

K

イ

イ

細胞

❶ すい臓からインスリンが分泌される.
❷ 細胞のインスリン受容体にひっつく.
❸ 糖とカリウムが細胞内に入る.

細胞の中に糖が入る

細胞内で糖から
エネルギーが
つくられる

Ⓚ：カリウム　イ：インスリン

治療　糖が細胞に取り込まれるときに血液中のカリウムも細胞内に取り込まれます. この作用を利用して
高カリウム血症の治療に用いられます. これをグルコースインスリン療法（GI療法）といいます.

図2　糖尿病の合併症（しめじとえのき）

国試POINT

3大合併症

し　神経障害（しびれ・感覚麻痺）

め　目が見えなくなる（網膜症）

じ　腎症（透析をしなければいけなくなる）

その他の合併症

え　壊疽（手足が腐る）

の　脳卒中（脳出血・脳梗塞など）

き　虚血性心疾患（心筋梗塞など）

糖尿病の合併症が出現する時期のめやす

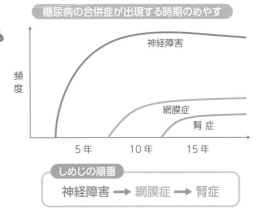

頻度

神経障害

網膜症

腎症

5年　　10年　　15年

しめじの順番

神経障害 ➡ 網膜症 ➡ 腎症

表1　血糖を調節するホルモンの種類

国試POINT

ホルモン	特徴と作用
インスリン	血液中の糖を細胞に運ぶ役割（血糖値を下げる）
グルカゴン	肝臓などにあるグリコーゲンを分解し, 血液中へ糖を供給する（血糖値を上げる）
インクレチン類	小腸から分泌され, インスリンの分泌を促す（血糖値を下げる）

血糖値を上げるその他のホルモンには, 副腎から分泌されるコルチゾールやアドレナリンが挙げられます（4-4参照）.

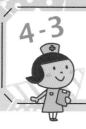

4-3 血糖に関わるホルモン2
―糖尿病とインスリン【メタボ関連疾患】

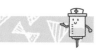

インスリン分泌のしくみと血糖(値)

ここでは血糖との関わりが強いインスリンの分泌に関して詳しく解説します.

インスリンには**食後分泌**と**基礎分泌**の2種類があります. 例を挙げて説明します. 暑くなると冷房を使用します. すごく暑いときは, 冷房を強くして一気に冷やします. 涼しくなったら冷房を緩めますが, つけ続けます. そうすることで一定に室温が保たれます. 例にあてはめると, 一気に冷やすのがインスリンの食後分泌で, 一定の温度を保つために冷房をつけ続けるのがインスリンの基礎分泌にあたります(**図1**).

- **食後分泌**(追加分泌):食後に上昇した血液中の糖分を細胞に運ぶために分泌される.
- **基礎分泌**:いつも一定の糖分を細胞に運ぶために分泌される.

つまり, 絶えず糖を細胞に送らないといけないので, 血糖値がゼロになることはありません.

患者自ら血糖を測定する時(血糖自己測定:SMBG)は, 指に針をさして少量の血液をセンサーにて測定する方法や, 腕にセンサーを貼り針をささずに持続的に血糖を測定する医療機器もあります(**図2**).

作用時間ごとのインスリン製剤の選択

糖尿病の場合は上記2種類のインスリンの分泌が低下しているので, それぞれの作用にあてはまるインスリン製剤を使用することが原則になります. 食後分泌では食後血糖の上昇時に備えて, 食事の直前に使用する**超速効型**のインスリン製剤, 基礎分泌には血糖の維持を目的に**持効型**(**長時間持続型**)のインスリン製剤を使用します.

病状の違いやライフスタイル(昼食を摂らないなど)により, 作用時間が中程度のインスリン製剤を使用されることもあります. 血糖値の変動に合わせてインスリン製剤を選択します. インスリン製剤の特徴を**表1**にまとめました.

インスリン製剤を使用する際の使用手順と注意事項

自己注射の場合は使い捨てタイプのペン型のインスリン製剤が主流です.

1. インスリン製剤を注射する際は針をセットしたのち, 空気を抜くために**空打ち**を行う.
2. 穿刺部分をアルコールで消毒する(アルコールにアレルギーがある場合は他の消毒薬で行う).
3. インスリン製剤の与薬は腹部, **大腿部**, **殿部**などに**皮下注射**を行う.
4. 投与時は逆血を防止するために, 皮下に穿刺後はピストン部を押した状態のまま抜く.
5. 注射針を処分する. 注射針は, 空の牛乳パックなどに入れ, **医療機関にて処分**する.

注意事項として未使用のインスリンの保管は**冷蔵庫内(2〜8℃)**, 使用開始後の保管は**室温(1〜30℃)**で行います. また, インスリン量はmLではなく**「単位」**を用います(例:「5単位」).

インスリン製剤以外の血糖降下薬

糖尿病の薬は近年たくさん開発されました. 代表的な薬剤とその特徴を**表2**にまとめます.

図1　食後の血糖とインスリン分泌のしくみ

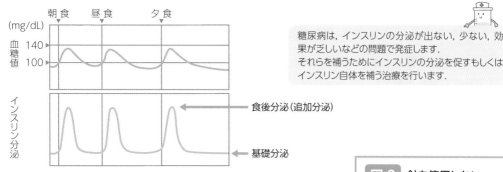

糖尿病は，インスリンの分泌が出ない，少ない，効果が乏しいなどの問題で発症します．
それらを補うためにインスリンの分泌を促すもしくはインスリン自体を補う治療を行います.

表1　インスリン製剤の作用時間ごとの特徴

	特　徴
超速効型	食事直前に使用
速効型	食前30分前に使用
中間型	12時間程度効果があるため1日2回程度注射
混合型（速効型＋中間型）	効果発現が早く，作用が24時間持続
持効型（効果が持続する）	基礎分泌を補い，作用が24時間持続

図2　針を使用しない血糖測定

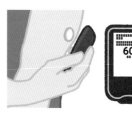

センサーを腕に貼付し，専用機器にて血糖情報を読み取ります

表2　インスリン製剤以外の血糖降下薬

分　類		特　徴	代表的な薬
スルホニル尿素薬（SU薬）		インスリンの分泌を促す	グリメピリド
インクレチン関連薬	（DPP4阻害薬）[*1]	インクレチンの作用を長持ちさせ，インスリンの分泌を促す	シタグリプチン，リナグリプチン
	（GLP1作動薬）	インクレチンの作用と同じようにインスリンの分泌を促す	注射薬：リラグルチド，エキセナチド 内服薬：セマグルチド
インスリン抵抗性改善薬		インスリンの効果を高める	ビグアナイド薬（メトホルミン）， チアゾリジン薬（ピオグリタゾン）
消化管糖吸収抑制薬		食物の吸収を抑え，血糖の上昇を抑える. 血糖が上がってしまってから服用しても間に合わないので食前に服用する	アカルボース，ボグリボース
腎臓糖再吸収抑制薬 （SGLT2阻害薬）[*2]		腎臓での糖の再吸収を抑え，尿中へ糖を排泄させる	イプラグリフロジン

*1　インクレチン類はほかの薬に比べて低血糖が起こりにくいので，使用が増えています．DPP4という酵素はインクレチンを分解する酵素です　DPP4阻害薬は，そのはたらきを抑えることでインクレチンを長持ちさせる薬です.

*2　糖は体にとって大切なものですので，腎臓で再吸収されます．その再吸収を抑えることで血糖を下げる薬です．ただし血糖が下がり過ぎないように注意が必要です．また，ダパグリフロジンは糖分の再吸収を抑えるときに水分も同時に排泄するため慢性心不全の治療や腎臓の機能の悪化を防ぐ作用があることがわかり，慢性腎臓病にも使用されるようになりました.

低血糖症状と対処方法

　低血糖症状は，血糖値が70～60で冷や汗，動悸，手足の震え（振戦），50～40で頭痛，思考困難，30で意識消失が現れます．血糖値の単位は mg/dL.

　低血糖時は糖分の摂取または静脈内注射（50％ブドウ糖液など）を行います．消化管糖吸収抑制薬はαグルコシダーゼ阻害作用により，単糖への分解が抑えられるため，糖分として単糖（グルコース）の摂取を行います.

※αグルコシダーゼ：2糖類を単糖に分解する酵素.

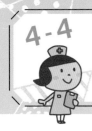

4-4 下垂体ホルモンが刺激する器官と関連する疾患1 —副腎皮質・髄質ホルモン

下垂体ホルモンのはたらきと疾患

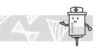

　下垂体(脳下垂体ともいいます)は脳にある器官で、前葉と後葉に分けられます(図1).

【下垂体前葉ホルモン】

● **副腎皮質刺激ホルモン(ACTH)**：副腎皮質ホルモンの生成を促すホルモンです.

● **甲状腺刺激ホルモン(TSH)**：甲状腺ホルモンの生成を促すホルモンです.

● **性腺刺激ホルモン放出ホルモン(GnRH)**：**卵胞刺激ホルモン(FSH)・黄体形成ホルモン(LH)**の2種類の生成を促すホルモンです(4-6参照).

● **成長ホルモン(GH)**：文字通り体の成長(とくに骨の発育)に関わり、分泌が過剰であれば巨人症、極端に分泌が低下すれば小人症を発症します.小人症の際は、注射で補います.

● **プロラクチン**：**乳汁分泌の促進**に関わります.

【下垂体後葉ホルモン】

● **抗利尿ホルモン(ADH)**：バソプレシンとも呼ばれ、腎臓の集合管での水の再吸収を促します.分泌が低下した**尿崩症**や夜間に発症する**夜尿症**(いわゆるおねしょ)にバソプレシンや関連する薬で補います.逆に、体内の水が過剰に貯留するような疾患(心不全や肝機能低下により発症する低アルブミン血症による全身の浮腫など)に関しては、バソプレシンのはたらきを抑え、水の排泄を促す薬が使われます(3-7表1参照).

● **オキシトシン**：**子宮を収縮させる作用**があります.陣痛が弱いときや出産後の胎盤の排出を促す作用があり、薬としても使用されます.

　また、赤ちゃんが、乳頭を吸う刺激によって分泌が促進されます.

副腎皮質・髄質ホルモンのはたらきと疾患

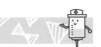

　副腎は腎臓の上部にある器官で、構造上は大福餅のようになっていて、「もち」にあたる皮質部分と「あん」にあたる髄質部分に分けられます(図2).それぞれ分泌しているホルモンは以下のとおりです.

【皮質部分】(表1)

● **電解質(鉱質)コルチコイド(ミネラルコルチコイド)**：**腎臓での水とナトリウムの再吸収作用**があり、血圧に関与しています.

● **糖質コルチコイド(グルココルチコイド)**：**抗炎症作用**があります.通常、風邪をひいたときに薬を服用しなくても充分な休息と食事を摂食することで治るのは、自分の身体から分泌されるこのホルモンの作用が発揮されているためです.

【髄質部分】

　アドレナリンが分泌され、交感神経伝達物質である**ノルアドレナリン**も少し分泌されています.アドレナリン、ノルアドレナリンは交感神経を刺激する物質です(2章参照).

図1 下垂体から分泌されるホルモン 国試POINT

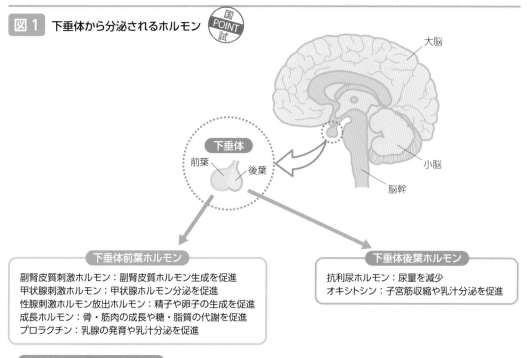

下垂体前葉ホルモン

副腎皮質刺激ホルモン：副腎皮質ホルモン生成を促進
甲状腺刺激ホルモン：甲状腺ホルモン分泌を促進
性腺刺激ホルモン放出ホルモン：精子や卵子の生成を促進
成長ホルモン：骨・筋肉の成長や糖・脂質の代謝を促進
プロラクチン：乳腺の発育や乳汁分泌を促進

下垂体後葉ホルモン

抗利尿ホルモン：尿量を減少
オキシトシン：子宮筋収縮や乳汁分泌を促進

性腺刺激ホルモン（Gn）の促進

男性ではFSHは精巣の成長，精子の発育に関わり，LHは精巣でテストステロン（男性ホルモン）の合成を促します．
女性ではFSHは卵胞の発育を助け，LHは卵巣でエストロゲン（卵胞ホルモン），プロゲステロン（黄体ホルモン）の産生を促します．

FSH：卵胞刺激ホルモン，LH：黄体形成ホルモン，性腺刺激ホルモン（Gn）はゴナドトロピンと表現することもあります

図2 副腎と腎臓

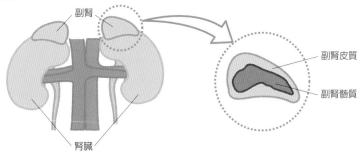

表1 副腎皮質ホルモン 国試POINT

副腎皮質ホルモンの分類	ホルモン名	作　用
電解質（鉱質）コルチコイド	アルドステロン	腎臓での水とナトリウムの再吸収作用とカリウムの尿中排泄作用がある．分泌が低下すると血液中のナトリウムが低下し，低ナトリウム血症を発症する
糖質コルチコイド	コルチゾール	抗炎症作用があり，喘息やリウマチなどの炎症性疾患に薬としても使用される．副作用として，感染症の誘発・悪化，消化性潰瘍，糖尿病の誘発・悪化，満月様顔貌（ムーンフェイス），消化管出血，副腎不全，動脈硬化促進，精神障害（精神変調，うつ状態），骨粗鬆症，中心性肥満などがある

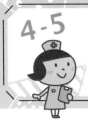

4-5 下垂体ホルモンが刺激する器官と関連する疾患2
― 甲状腺ホルモンと副甲状腺ホルモン

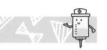

甲状腺ホルモンのはたらきと疾患

　甲状腺と副甲状腺はのど仏付近にある器官です（図1）.

　甲状腺ホルモンは**基礎代謝（エネルギー・熱の産生）**に関わり，ヨウ素が3つ含まれるトリヨードサイロニン（T3）とヨウ素が4つ含まれるサイロキシン（T4）があります．甲状腺機能が低下した場合（橋本病やクレチン症など）は，基礎代謝が低下し，身体の発育不良や低体温，活気がなくなるなどの症状が生じます．逆に甲状腺機能が亢進した場合（バセドウ病など）は，基礎代謝が亢進し，**頻脈・発汗・眼球突出**などの症状が現れます．また，極度に甲状腺機能が亢進した場合は甲状腺クリーゼを発症し，前述の症状に加え，中枢神経症状（せん妄や不穏など），心不全，消化器症状（嘔気・嘔吐，下痢など）が現れることがあります．甲状腺ホルモンの分泌のしくみについては**図2**，**表1**にまとめました.

　もう一つ甲状腺から分泌されるホルモンに**カルシトニン**があります，骨に多く含まれるカルシウムの代謝に関わります．骨の代謝（作ったり，破壊したり）は常に起こっており，骨芽細胞により骨が形成され，破骨細胞により骨が破壊されます．骨の代謝は**図3**のとおりです.

副甲状腺ホルモンのはたらきと疾患

　副甲状腺は甲状腺内に含まれている器官です．副甲状腺から分泌される**パラソルモン**（PTH）は骨からCa（カルシウム）の骨吸収を促し，血中カルシウム濃度を上げる作用があります．また，Ca（カルシウム）の腸管での吸収，および腎臓での再吸収も促す作用があります（図3）.

骨粗しょう症の治療薬

　骨粗しょう症の治療に使用される**図3**に示したカルシトニン，テリパラチド以外の治療薬を以下にまとめます.

- **カルシウム製剤**：骨の材料になります.
- **活性型ビタミンD₃製剤**：消化管からの**カルシウムの吸収**および**腎臓でのカルシウムの再吸収を促し，**尿中へ排泄されないようにします.
- **ビスホスホネート製剤**：骨吸収を抑制します．内服薬は消化管からの吸収が悪いため，空腹である起床時に服用します．また，製剤の逆流により，食道潰瘍や食道炎を生じることを避けるため服用後30分は座位などをとる必要があります.
- **エストロゲン製剤**：エストロゲンの作用に**骨吸収を抑制する作用**があります．閉経後，急激にエストロゲンが減少することで，骨吸収が促進されます．その予防のために，エストロゲンを体内へ補います.

　女性ホルモンのエストロゲンは化骨を促し，骨からの骨塩（カルシウムなど）の流出を抑える作用があります．閉経（平均約50歳）後はエストロゲンが低下するため，骨粗しょう症を発症しやすいので注意が必要です.

図1 甲状腺と副甲状腺

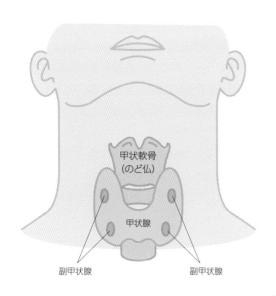

甲状軟骨
(のど仏)

甲状腺

副甲状腺　　副甲状腺

図2 甲状腺ホルモン分泌のしくみ

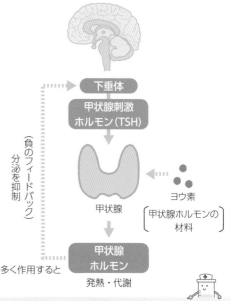

下垂体

甲状腺刺激
ホルモン(TSH)

甲状腺

ヨウ素
[甲状腺ホルモンの
材料]

甲状腺
ホルモン

発熱・代謝

(負のフィードバック)
分泌を抑制

多く作用すると

下垂体から分泌される甲状腺刺激ホルモンは甲状腺を刺激し，甲状腺ホルモンが分泌されます．甲状腺ホルモンが多く出ると負のフィードバックがはたらき，甲状腺刺激ホルモンの分泌が止まります．

表1 甲状腺の機能低下と亢進

病　名	症　状	治　療
甲状腺機能低下症 (橋本病やクレチン症など)	基礎代謝の低下(身体の発育不良や低体温，活気のなさ)	甲状腺ホルモン薬(レボチロキシンなど)を与薬する
甲状腺機能亢進症 (バセドウ病など)	基礎代謝の亢進(頻脈・発汗・眼球突出など)	甲状腺ホルモンのはたらきを抑制する薬剤を服用する．抗甲状腺薬にチアマゾールなどがあり，副作用として顆粒球減少症や肝機能障害などがある

図3 骨代謝に関わるホルモンとカルシウムのはたらき

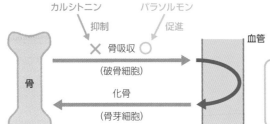

カルシトニン　　パラソルモン

抑制　　　　　促進

× 骨吸収 ○

(破骨細胞)

骨

化骨

(骨芽細胞)

血管

骨吸収：骨からカルシウムが溶け出すこと
化骨：骨ができること

2つを間違えないように

カルシトニンは骨吸収を抑制し，代謝を抑えるため，骨粗しょう症の治療に用いられます．
パラソルモンを加工した薬(テリパラチド)の間歇的投与（かんけつてきとうよ）(一定の時間を空けて投与をくり返す)ことにより，骨代謝を活性化させ，骨形成を促す作用があります．

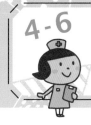

4-6 下垂体ホルモンが刺激する器官と関連する疾患3
―性ホルモンと経口避妊薬

第2次性徴と女性ホルモンの分泌

　思春期(8〜17歳)ごろから，脳の**視床下部**から**性腺刺激ホルモン放出ホルモン(GnRH)**というホルモンが分泌され，それが下垂体前葉を刺激し，次に下垂体前葉から**性腺刺激ホルモン**(ゴナドトロピン)である**卵胞刺激ホルモン(FSH)**および**黄体形成ホルモン(LH)**が分泌され，卵巣を刺激します．卵巣からは**卵胞ホルモン(エストロゲン)**および**黄体ホルモン(プロゲステロン)**が分泌されます(**図1**)．

● **卵胞ホルモン(エストロゲン)**：排卵を促し，乳房や子宮を発達させる作用があります．
● **黄体ホルモン(プロゲステロン)**：子宮内膜の厚さを維持して着床しやすい状態にします．

　これらのホルモンは妊娠後の胎盤の状態を安定させ，プロゲステロンは基礎体温を上げる作用もあります(**図2**)．他に下垂体から乳汁分泌に関わるプロラクチンが分泌されます．

年齢と女性ホルモンの変化量

　年齢と女性ホルモンの分泌量の変化を見てみましょう(**図3**)．ホルモンの変化は体に大きな変化をもたらします．とくに重要な変化は更年期(45〜55歳ごろ)です．

　更年期障害は閉経，つまり急激な**卵胞ホルモン(エストロゲン)の減少**により発症します．症状としては，**ホットフラッシュ(ほてり)**，**のぼせ**，**動悸**などが挙げられます．急激な卵胞ホルモン(エストロゲン)の減少を補う目的で，卵胞ホルモン(エストロゲン)製剤が使用されます．また，閉経後はエストロゲンの低下に伴い，**脂質異常症や骨粗しょう症**を発症しやすくなるので注意が必要です．

　ホルモン不全(無月経，月経困難症など)はホルモンの分泌不全の器官を検査し，それぞれに応じて薬を使用します．

経口避妊薬(ピル)の効果のしくみ

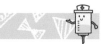

　通常は一定の期間において，卵胞ホルモン(エストロゲン)と黄体ホルモン(プロゲステロン)が増減することによって排卵，精子と受精した場合に着床，妊娠の維持が可能になります．経口避妊薬(ピル)はホルモンの増減のリズムを調整することができます．そのことによって妊娠の維持を回避することができます．

　経口避妊薬(ピル)の副作用は飲み始めに**吐き気**，**頭痛**，**乳房の張り・痛み**，**不正性器出血**が出やすく，**血栓症**になる危険性が高まります．とくに**喫煙者**(35歳以上で1日15本以上タバコを吸う人)は禁忌で服用できません．

図1　女性ホルモンの分泌 国試POINT

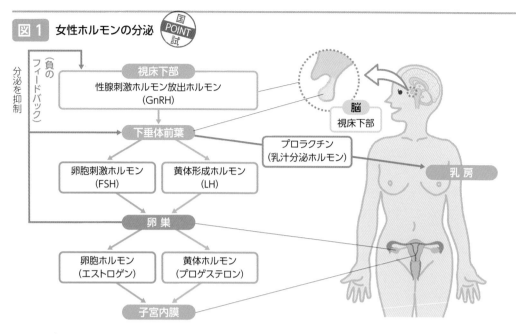

図2　月経周期とホルモン（月経周期が28日間の場合）国試POINT

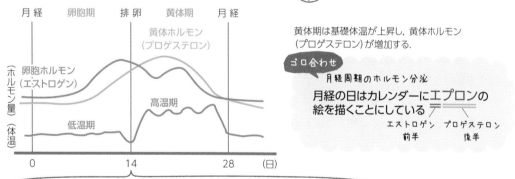

黄体期は基礎体温が上昇し，黄体ホルモン（プロゲステロン）が増加する.

ゴロ合わせ

月経周期のホルモン分泌

月経の日はカレンダーにエプロンの絵を描くことにしている

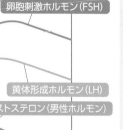

エストロゲン　プロゲステロン
前半　　　　　後半

卵胞ホルモン（エストロゲン）の増加により，黄体形成ホルモン（LH）が急激に増加（LHサージ）し，排卵がおこり，黄体ホルモン（プロゲステロン）が増加します.

図3　年齢と女性ホルモンの分泌量 国試POINT

女性ホルモンを年齢順にみていくと，大きな変化が起こるタイミングで初潮が始まります.

- 10代半ばで，エストロゲンおよびプロゲステロンの上昇が起こります.
- 40代半ばでエストロゲン，プロゲステロンの分泌が低下します. それに伴ってエストロゲン，プロゲステロンそれぞれの分泌を促すFSHとLHは増加します. FSH, LHは60代半ばで低下します.

ちなみにテストステロンは女性も分泌されています. 高齢になると女性も産毛程度の髭が生えてくることがあります. それは女性ホルモン（エストロゲン・プロゲステロン）の分泌の低下により，男性ホルモン作用が身体に出てきていると考えられます.

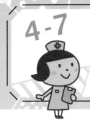

4-7 消化酵素と補酵素
―消化液とビタミンのはたらきと治療

　私たちがおにぎりを食べたとします．おしりの穴からおにぎりが出てくることはありません．おにぎりを口に入れて噛み始めるとだ液が出て，混ざり合い，消化が始まります．だ液に含まれるアミラーゼは代表的な消化酵素で，食物を消化・吸収していくために最初の重要な役割を果たします．ここでは消化液の種類と消化酵素のはたらきについて解説します．

消化液の種類と消化酵素のはたらき

　3大栄養素（糖質・タンパク質・脂質）を消化する器官（臓器）で分泌される（**外分泌**といいます）消化酵素について，重要なものを紹介します．

【糖質】

- **アミラーゼ**：**だ液**と**すい液**に含まれます．すい炎が発症すると，血液中に含まれるアミラーゼの数値が上昇します．

【タンパク質】

- **ペプシン**：**胃液**（pH=1〜2：酸性）に含まれます．
- **トリプシン，キモトリプシン**：**すい液**（pH=7〜8：弱アルカリ性）に含まれます．

【脂質】

- **リパーゼ**：**すい液**に多く含まれます．すい炎を発症すると血液中に含まれるリパーゼの数値が上昇します．

　消化不良の際には胃腸薬の成分に消化酵素を補助的に服用して，糖質，タンパク質，脂質の消化を助けます．

　消化酵素の分泌にも関わる胃液・すい液の分泌に関連する消化器ホルモン（血中に分泌される**内分泌**ホルモン）については**図1**にまとめました．

ビタミンのはたらきと種類

　酵素を助けるはたらきをするものを補酵素といい，ビタミンはその一つです．ビタミンは体の調子を整えるのに欠かすことのできない栄養素で13種類あり，種類によってそれぞれはたらきが異なります．必要な量は少ないものの，人の体の中で作ることができない，もしくは作られても充分な量が確保できないため，食べ物から摂取する必要があります．

　ビタミンは脂に溶けやすい**脂溶性ビタミン**と水に溶けやすい**水溶性ビタミン**があります．種類は脂溶性ビタミンの方が種類が少ないので，こちらを覚えましょう．

脂溶性ビタミン：ビタミンA，ビタミンD，ビタミンE，ビタミンK

水溶性ビタミン：ビタミンB₁，ビタミンB₂，ビタミンB₆，ビタミンB₁₂，ビタミンC，ナイアシン，パントテン酸，葉酸，ビオチン

　臨床にも関連するおもなビタミンのはたらきは**表1**に，欠乏症・過剰症については**表2**にまとめておきます．

図1　消化器に関連する内分泌（血中に分泌する）ホルモン（インスリンやインクレチン類は 4-2 参照）

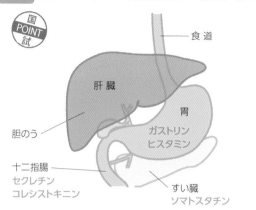

食物が順に流れていくと消化器ホルモンが順に血中に分泌され，最終的に負のフィードバックにて分泌が終わります．

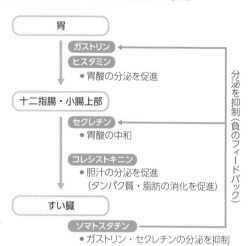

表1　水溶性ビタミンと脂溶性ビタミン

ゴロ合わせ
覚えるのは ベタベタビタミン DAKE！
　　　　　　（脂溶性）

水溶性ビタミン

種類	別名	代表的な特徴
ビタミンB₁	チアミン	糖質代謝に必要なビタミン
ビタミンB₂	リボフラビン	脂質と糖質代謝に必要なビタミン
ビタミンB₆	ピリドキシン	アミノ酸代謝に必要なビタミン
ビタミンB₁₂	コバラミン	胃から分泌される内因子と共に吸収され，赤血球の合成に関わる
ビタミンC	アスコルビン酸	抗酸化作用があり，食品にも添加される

脂溶性ビタミン

種類	別名	代表的な特徴
ビタミンA	レチノール	視覚に関わる成分（ロドプシン）の生成や皮膚や粘膜の維持に関わる
ビタミンD	カルシフェロール	消化管からのカルシウムの吸収を促し，腎臓での再吸収も促す
ビタミンE	トコフェロール	抗酸化作用があり，食品にも添加される
ビタミンK	フィロキノン，メナキノン	血液を凝固に関わる血液凝固因子・プロトンビンの材料となる

表2　ビタミンの欠乏症と過剰症

種類	欠乏症	過剰症
ビタミンB₁	脚気（末梢神経障害），ウェルニッケ脳症（中枢神経障害）	
ビタミンB₂	舌炎，口内炎	
ビタミンB₆	貧血，皮膚炎	
ビタミンB₁₂	貧血（巨赤芽球性貧血）	
ビタミンC	貧血，壊血病（出血）	
ビタミンA	成長障害	嘔吐，頭痛 など
ビタミンD	くる病（小児），骨軟化症（成人）	高カルシウム血症（倦怠感，せん妄）
ビタミンE	貧血	
ビタミンK	出血傾向	

新生児のビタミンK不足

- ビタミンKは経胎盤移行性が悪い
- ビタミンKをつくる腸内細菌が出生直後は少ない
- 母乳にはビタミンK含有量が少ない

⬇

新生児のビタミンK欠乏を防ぐためビタミンKシロップを服用させる

第4章　章末問題

次の問題について，説明の内容が正しいかどうか○か✕で答えよ．

① ホルモンは血液を介して全身に送られる．

② 糖尿病は1型よりも2型の方が患者数が多い．

③ 糖尿病の3大合併症のうち腎症が一番早期に発症する．

④ インクレチンの作用にはインスリンのはたらきを減弱させる作用がある．

⑤ バソプレシンは下垂体後葉より分泌される．

⑥ 副腎髄質からアルドステロンが分泌される．

⑦ バセドウ病の症状に眼球突出がある．

⑧ 活性型ビタミンD_3には消化管からのカルシウムの吸収を促進させる作用がある．

⑨ カルシトニンは注射薬として骨粗しょう症の治療に使用される．

⑩ ビタミンEの作用に抗酸化作用がある．

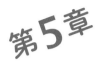

第5章

気管(支)や肺に関連する疾患と治療

　呼吸器が関連する疾患は多くあります．たとえば，気管支喘息や日本人の死因の上位である肺炎などです．病院でも多くの患者さんが外来通院や入院で治療を受けています．近年は気管支喘息の治療も種類が増えたので，知識をしっかり身につけておく必要があります．

　また，日常的に風邪をひいたときに服用する咳止めなど，対症療法に用いられる薬についても本章で学びます．

　生活習慣が呼吸に悪影響を及ぼすことがあり，その一つが喫煙です．2019年の国民健康栄養調査では習慣的に喫煙している者の割合は男性が27.1％，女性は7.6％となっています．喫煙は呼吸器にさまざまな悪影響を及ぼします．ちなみに喫煙による人体への影響を予測する指標にブリンクマン指数があります．ブリンクマン指数は「1日あたりの平均喫煙本数」×「喫煙した年数」で算出されます．たとえば1日あたり20本で20年間では400となり，400以上になると肺がんのリスクが上昇し，700以上では慢性閉塞性肺疾患(COPD)にかかりやすくなります．このように喫煙を客観的に評価することも非常に大切です．また，居眠り運転で問題になった睡眠時無呼吸症候群も呼吸に関わる疾患の一つです．

　まずは肺や気管支のはたらきと疾患を理解してから，薬について学んでいきましょう．

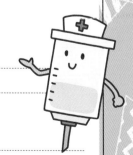

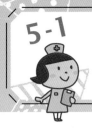

5-1 気管（支）と肺のはたらき

空気（酸素）を体に取り入れるしくみ

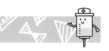

　金魚は水の中で生活できますが、私たちは水の中で生活できません。逆の表現をすると金魚は地上（空気中）では生活できませんが、私たちは地上で生活できます。それはヒトの肺と魚のエラでしくみが異なるためで、私たちは空気中から酸素を取り込み、二酸化炭素を吐き出します。体内には空気（体にとって必要な酸素）や栄養素（ブドウ糖など）からエネルギーを作り出すしくみが備わっています。具体的に説明すると、酸素は鼻や口から気管支（上気道から下気道）を通って、肺へ送られ、血液中に取り入れられ、全身をめぐり、体の各細胞に届けられます（**図1**）。

酸素と二酸化炭素を入れ替えるしくみ

　肺（肺胞）には、エネルギーを作るときに各細胞で発生した二酸化炭素と取り入れた酸素を交換するしくみ（換気量；1回の呼吸で**約500 mL**の空気の交換ができます）があります（**図2**）。通常は酸素や二酸化炭素が血液中で適切に流れるように、交感神経や副交感神経によって気管の拡張や心拍が調節されるしくみが備わっています。しかし、気管が狭くなり充分な空気が通れず、肺でのガス交換ができなくなると、全身へ酸素を送ることができなくなり、二酸化炭素も細胞や血液中に溜まってしまいます。

二酸化炭素と呼吸性アシドーシス・アルカローシス

　小学校の理科で酸性（アシッド）・中性・塩基（アルカリ）性の液性を勉強したと思います。少し聞き慣れない言葉かもしれませんが、**アシドーシス**、**アルカローシス**という言葉があります。アシドーシスは酸性の、アルカローシスはアルカリ性の傾向を表します（**図3**）。通常、血液のpHは**約7.4の弱アルカリ性**です。血液中のpHは二酸化炭素の影響を受けて変動します。二酸化炭素は水（体の場合は血液中）に多く溶けると**酸性**を示すので、**呼吸性アシドーシス**と呼ばれます。アシドーシスが原因の疾患としては、呼吸困難で肺でのガス交換がスムーズにできない**気管支喘息**や**慢性閉塞性肺疾患（COPD）**などの呼吸不全が挙げられます。

　逆に二酸化炭素が血液中に少なくなるような状態ではアルカリ性を示すので、**呼吸性アルカローシス**と呼ばれます。アルカローシスが原因の疾患としては、パニック症候群などで生じる過呼吸（頻回に呼吸し、二酸化炭素が少なくなる）による**過換気症候群**などが挙げられます。

　参考までに代謝性アシドーシス、アルカローシスに関しても説明を追加しておきます（**図3**）。

血液中の酸素

　血液中の酸素濃度は、パルスオキシメーターを使用すると簡単に測定することができます。パルスオキシメーターは指をはさむことで皮膚を通して**動脈血酸素飽和度（SpO_2）**と**脈拍数**を測定できます。SpO_2は一般的には95％以上が標準値とされています（**図4**）。

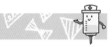

図1　空気の通り道

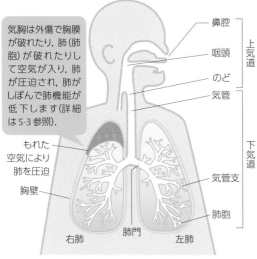

気胸は外傷で胸膜が破れたり，肺(肺胞)が破れたりして空気が入り，肺が圧迫され，肺がしぼんで肺機能が低下します(詳細は5-3参照).

もれた空気により肺を圧迫

胸壁

鼻腔
咽頭
のど
気管
気管支
肺胞

上気道
下気道

右肺　肺門　左肺

肺胞では静脈血と動脈血で，酸素と二酸化炭素の入れ替え(ガス交換)を行っています.

図2　肺胞での酸素と二酸化炭素を交換するしくみ

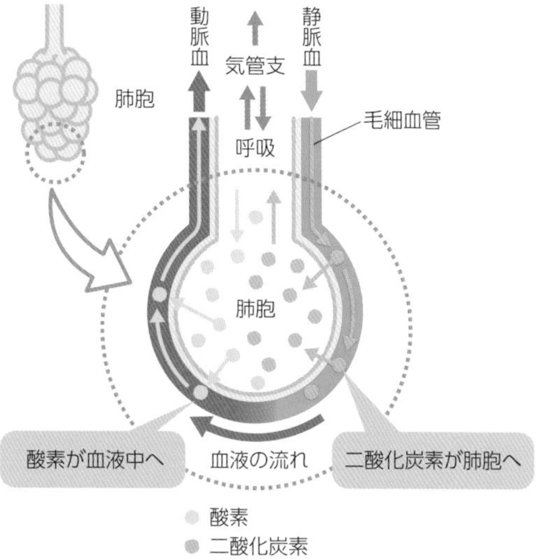

動脈血　気管支　静脈血
肺胞
呼吸
毛細血管
肺胞

酸素が血液中へ　血液の流れ　二酸化炭素が肺胞へ

○ 酸素
● 二酸化炭素

静脈血は全身の細胞から発生した二酸化炭素を，動脈血は酸素を多く含みます. 肺胞で酸素と二酸化炭素の交換を行っています.

図3　呼吸性アシドーシスと呼吸性アルカローシス

国試POINT

pH は水素イオン濃度

pH
1　　　7　　　14
酸性　中性　アルカリ性

酸性の方にかたよる → アシドーシス
アルカリ性の方にかたよる → アルカローシス

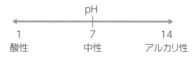
二酸化炭素は水(血液)に溶けると酸性を示すことから

二酸化炭素がたくさん溜まる
(呼吸不全)

二酸化炭素が減る
(過換気症候群)

呼吸性アシドーシス

呼吸性アルカローシス

図4　パルスオキシメーター

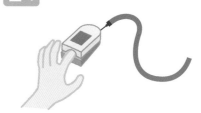

体内の酸性を示すものとアルカリ性を示すものの増減で考えるとわかりやすいです.

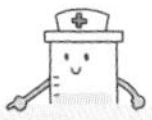

参考までに代謝性アシドーシスと代謝性アルカローシスも説明します

胃酸は pH=1〜2 で酸性を示す
腸液は pH=8.3 でアルカリ性を示す

腎臓は酸性物質を排泄して，アルカリ性物質を再吸収している

腸液がたくさん体外に出る
(下痢)

酸性物質が体内に貯まり
アルカリ性物質が再吸収できない
(腎不全)

胃液がたくさん体外に出る(吐く)
(嘔吐)

アルカリ性の物質が減少
(酸性にかたよるから)

酸性にかたよるから

酸性物質が減少
(アルカリ性にかたよるから)

代謝性アシドーシス

代謝性アシドーシス

代謝性アルカローシス

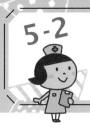

5-2 呼吸に関連する疾患
―気管支喘息と咳止め、痰切り

気管支喘息が起こるしくみ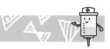

　気管が細くなると肺(肺胞)に充分な酸素が送れなくなります．細くなる原因は，異物(体にとってのゴミ)，もしくは冷たい空気で体が冷えないように体内に入らないようにするための反応によるもので，これはアレルギー反応の一種です(図1)(アレルギーに関しては8-4を参照).

　つまり気管支喘息は前述のとおり気管支の過剰な収縮により，肺でのガス交換(呼吸)が難しくなる疾患です．異物の流入や冷感刺激により，炎症反応や痰などの分泌物が増えることで空気の通り道(気道)が狭くなり，空気の通過時にヒューヒュー，ゼーゼーという喘鳴を生じます(口笛は口をすぼめると音が出ますね．それとよく似ています)(図2).重症の場合は，呼吸困難によって**チアノーゼ**(酸欠状態；脱酸素化ヘモグロビン〔還元ヘモグロビン〕の増加)になってしまい，**皮膚が青くなる**)になり，窒息することもあります．

気管支喘息の治療薬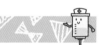

　原因は気管支の収縮によるもので，気管支の炎症を予防する薬，または気管支を拡げる薬を使用します．おもに**喘息発作の予防(長期管理薬；コントローラーといいます)**と，**発作時の気道の拡張の治療(発作治療薬；リリーバーといいます)**を与薬します(表1).喘息は発作を起こさないように予防することが重要です．近年は吸入薬を治療に用いることが多く，具体的には長期管理薬として，ステロイド薬(ICS)，長時間作用型アドレナリンβ2刺激薬(LABA)や抗コリン作動薬(LAMA)があり，発作治療薬として，短時間作用型アドレナリンβ2刺激薬(SABA)があります．

ICS：inhaled corticosteroid(吸入ステロイド薬)　　　LABA：long-acting β-agonists(長時間作用性β2刺激薬)　　　LAMA：Long-acting muscarinic antagonist(長時間作用性抗コリン作動薬)　　　SABA：short-acting β-agonists(短時間作用性β2刺激薬)

咳止め(鎮咳薬)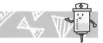

　咳は異物や分泌物が下気道や肺に入らないようにするための反応と考えることができます．ただ，咳が多く，ゆっくり眠ることができないなど生活に支障をきたすようであれば治療を行います．

　咳止めは鎮咳薬と呼ばれ，代表的な薬にリン酸コデインがあります．リン酸コデインは体内に入るとモルヒネに代謝されます(図3).モルヒネと聞くと強い麻薬のイメージがあるかもしれませんが，痛みを抑える作用以外に咳中枢を抑え，咳を鎮める作用があります．私たちが短期間服用する場合はリン酸コデインの濃度(量)は少なく，依存などは生じません．

痰切り(去痰薬)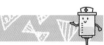

　痰は気道に異物(菌やウイルスなども含む)が付着した場合に，それを洗い流すための分泌物と考えることができます．通常は咳などで排出できますが，痰の状態によっては粘性(ネバネバ度)が高く，排出しにくいときもあり，痰切り(去痰薬)で治療を行います．

　具体的には気道からの水分分泌を促して，痰を出しやすくする薬(ブロムヘキシンなど)や痰の粘性を下げる薬(カルボシステインなど)を用います．

図1 気管支喘息が起こるしくみ

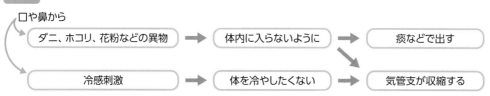

口や鼻から

ダニ、ホコリ、花粉などの異物 → 体内に入らないように → 痰などで出す

冷感刺激 → 体を冷やしたくない → 気管支が収縮する

図2 正常と喘息の気道の違い

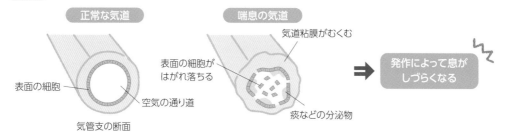

正常な気道

喘息の気道

気道粘膜がむくむ

表面の細胞がはがれ落ちる

表面の細胞

空気の通り道

気管支の断面

痰などの分泌物

⇒ 発作によって息がしづらくなる

表1 気管支喘息の治療薬

	長期管理薬(コントローラー)	発作治療薬(リリーバー)
使用目的	発作を予防するために用いる. 気道の慢性的な炎症を抑え,長時間気管を拡げる	発作を和らげる. 突然の発作が起こった際に応急的に使用
抗炎症薬	ステロイド薬(吸入薬)(ICS)[*1] ロイコトリエン受容体拮抗薬[*2] 抗アレルギー薬	ステロイド薬
気管支拡張薬	長時間作用型アドレナリンβ2刺激薬(吸入薬・貼付薬)(LABA)[*3] 抗コリン作動薬(吸入薬)(LAMA)[*4] テオフィリン製剤(徐放薬)[*5]	短時間作用型アドレナリンβ2刺激薬(吸入薬) テオフィリン製剤(注射薬)

*1　ステロイド薬の吸入時の注意事項(10-7 真菌の種類参照)
*2　ロイコトリエンは気管支収縮作用がある物質(8-5 図1参照)
*3　アドレナリンβ2刺激薬(2-3 表3参照)
*4　抗コリン作動薬(2-3 表4参照)
*5　徐放薬(1-1 図2参照)→治療で使用する濃度と中毒になる濃度が近いので血中濃度を定期的に測定する.
複数の吸入薬を同時に吸入しやすいよう,合剤があります.

図3 リン酸コデインとその他の薬

肝臓で代謝

リン酸コデイン ⟶ モルヒネ

鎮咳薬(咳止め)で使用されるリン酸コデインは量が少ない(うすい)

鎮咳薬(咳止め)

● 麻薬性鎮咳薬(リン酸コデイン):肝臓で代謝され,モルヒネとなる. 濃度(量)は少なく,短期間では依存はほとんど起こらない. モルヒネの副作用として便秘があるので注意する.
● 非麻薬性鎮咳薬(デキストロメトルファン):便秘の副作用はない.

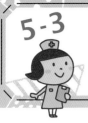

5-3　呼吸に関連するその他の疾患
―誤嚥性肺炎，慢性閉塞性肺疾患，睡眠時無呼吸症候群，気胸，新生児呼吸窮迫症候群

　　肺炎は日本人の死因の上位になっており，65歳以上の高齢者には肺炎球菌ワクチンの予防接種が行われています．ここでは呼吸に関する喘息や咳以外の疾患について解説します．

誤嚥性肺炎（ごえんせいはいえん）

　　急いで食事をすると，食物が食道ではなく気管に入りむせます．通常は嚥下する（飲み込む）（えんげ）ときには食物が気管に入らないようになっていますが，加齢によって，誤嚥（むせ）が起こりやすくなります．気管は本来，空気が通る器官で，食物などの異物が入ると炎症が起こります．経管流動食が気管に流入し，誤嚥性肺炎を発症する例もあるため，注意が必要です（図1）．

　　誤嚥は口の中の細菌（口の中は非常に汚い），食物，逆流した胃液が気管に入って炎症を起こすため，抗菌薬による治療を行います．また，再度誤嚥しないように嚥下機能の評価や食事の摂り方などの訓練（言語聴覚士に依頼するなど）も同時に行う必要があります．

慢性閉塞性肺疾患（COPD）

　　COPDは以前に慢性気管支炎や肺気腫と呼ばれていた疾患の総称で，**煙草の煙を主とする有害物質を長い期間，吸入すること**で生じた肺の炎症性の疾患です．咳や痰が出やすく，気管支が細くなることによって空気の流れが低下し，呼吸困難になります．検査は**スパイロメーター**という機器を使用し，呼吸の状態を把握します（図2）．

　　肺の機能の改善は難しく，酸素（厳密な表現をすると酸素が含まれる空気）の吸入を継続的に行えるように在宅酸素療法（HOT）を行い，呼吸しやすい状態に保つ治療を行います．

睡眠時無呼吸症候群（SAS）

　　睡眠中に無呼吸がくり返される疾患で，全身に充分な酸素が送られないため，**酸欠睡眠**になり，さまざまな障害を引き起こします．症状は，**睡眠時のいびき**，**日中の眠気**，**熟睡感のない睡眠（起床時の頭痛**など）が挙げられます．昼間の眠気は，居眠り運転事故などにつながり，日常生活でも悪影響を及ぼします．睡眠時に気道が抑えつけられるため，**肥満傾向の40〜60歳の男性**の発症が多いのが特徴です．原因とその対処方法について図3，表1にまとめました．

気　胸

　　肺には肺を包む胸腔というスペースがあり，通常は空気が少ない状態です．気胸は外傷性に胸膜がやぶれたり，肺胞がやぶれて胸腔に空気が入ることにより，肺が圧迫され，呼吸が困難になる病気です（5-1 図1参照）．治療にはトロッカーカテーテルを用いて胸腔ドレナージ（機械で空気を持続的に抜き，胸腔内を陰圧〔内部の圧力が外部の圧力より小さい状態〕にします）を行います．

新生児呼吸窮迫症候群（RDS）

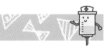

　　34週未満で出生した早産児にみられる呼吸障害です．肺サーファクタント（肺をふくらますための物質）が不足することで生じます．治療は人工的な肺サーファクタントを補います．

図1　誤嚥性肺炎

| 飲みこむ力が低下 流動食の誤注入 | → | 気管に異物が流入 （口腔内の細菌も） | → | 誤嚥性肺炎 |

治療 口腔内に存在する菌の殺菌のための抗菌薬の服用
　　　 誤嚥しないための食事の摂り方のトレーニング

感染症については
10章で解説します

図2　呼吸状態の把握と検査

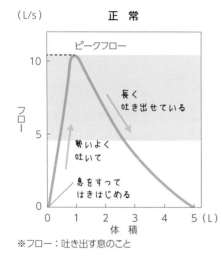

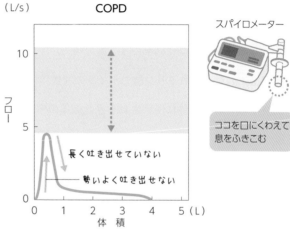

正常

COPD

スパイロメーター

ピークフロー

長く
吐き出せている

勢いよく
吐いて

息をすって
はきはじめる

長く吐き出せていない

勢いよく吐き出せない

ココを口にくわえて
息をふきこむ

※フロー：吐き出す息のこと

図3　睡眠時無呼吸症候群（SAS）の原因

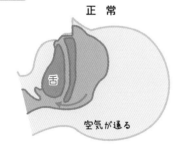

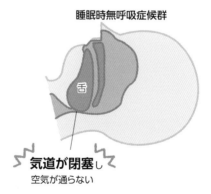

正常

睡眠時無呼吸症候群

舌

舌

空気が通る

気道が閉塞し
空気が通らない

表1　睡眠時無呼吸症候群（SAS）の予防と治療

原　因	治療・対処方法
首周りの脂肪の沈着	生活習慣の改善（ダイエット）
扁桃肥大，アデノイド	手術
舌根沈下，舌が大きい（巨舌症）	手術もしくはCPAP*（持続的気道内陽圧呼吸）
日本人の顎が小さい	特性なのでどうしようもない

*CPAP（シーパップと読みます）：マスクをつけて鼻から空気を送り，一定の圧力を気道に
　かける方法です．

第5章　章末問題

　次の問題について，説明の内容が正しいかどうか○か✘で答えよ．

① 呼吸困難によって，二酸化炭素が血液中に増加するとアルカローシスを招く．

② 血液のpHは約8.4であり，アルカリ性を示す．

③ 過換気症候群では呼吸性アシドーシスを招くことがある．

④ 気管支喘息はアレルギーの一種である．

⑤ 気管支喘息の予防にステロイド薬の吸入が使用される．

⑥ 咳止めに使用されるリン酸コデインの副作用に便秘がある．

⑦ 気管支喘息の発作に使用される β 刺激薬の頻回の使用により，動悸が発生することがある．

⑧ 誤嚥性肺炎の予防には口腔ケアが大切である．

⑨ 慢性閉塞性肺疾患（COPD）の発症の原因に喫煙がある．

⑩ 睡眠時無呼吸症候群（SAS）の治療には積極的に薬物治療が行われる．

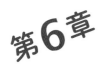

第6章

消化管に関連する疾患と治療

　私たちは毎朝歯を磨きますが，そのときに吐き気のような「空えずき」の経験はないでしょうか？ 空えずきが生じる原因はいろいろありますが，その一つに消化管の不調があります．消化管は毎日食物を摂取する際に通る道であり，栄養を吸収する役割もある重要な器官です．

　外から消化管の様子を見ることはできませんが，カメラを使用して，直接消化管を観察する検査によって見ることができます．近年は，内視鏡カメラの技術の向上により，同時に治療も可能になってきました．

　ヒトは水分と栄養がなければ生きていくことができません．一時的に点滴で補うこともありますが，長期間になると高濃度の中心静脈栄養(TPN)や経管栄養法で水分と栄養を補います．消化管の機能が果たせない場合は注射しか方法がありませんが，消化管の機能が活かせる場合は，腸管の免疫を維持することによる全身免疫状態の改善にもつながるという利点があります．ここでは経管栄養に関して必要な知識を学んでいきます．

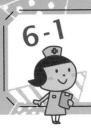

6-1 消化管（口〜おしりの穴）のはたらきと潰瘍

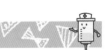

消化管

　消化管とは口からおしりの穴（肛門）までのつながった管全体を指します．食物が通る道で，どのような道をたどるかは**図1**にまとめました．

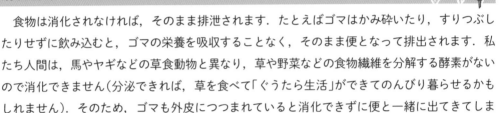

消化酵素とそのはたらき

　食物は消化されなければ，そのまま排泄されます．たとえばゴマはかみ砕いたり，すりつぶしたりせずに飲み込むと，ゴマの栄養を吸収することなく，そのまま便となって排出されます．私たち人間は，馬やヤギなどの草食動物と異なり，草や野菜などの食物繊維を分解する酵素がないので消化できません（分泌できれば，草を食べて「ぐうたら生活」ができてのんびり暮らせるかもしれません）．そのため，ゴマも外皮につつまれていると消化できずに便と一緒に出てきてしまいます．

　私たちは食物を摂取し，消化管から消化酵素を含む消化液を分泌し，消化（食物の栄養素を吸収しやすい状態に変化）して，おもに小腸から栄養を吸収します（消化酵素の具体的なはたらきは**4-7**参照）．

　消化酵素の分泌が，加齢による低下や食べ過ぎなどで不充分な場合は，消化酵素を含んだ薬（ジアスターゼなど）を飲むことで消化を補うことができます．

胃液が関連する疾患

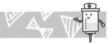

　食物は消化酵素のはたらきによって消化，吸収されやすい状態になりますが，強酸である胃液（pH＝1〜2）が過剰に分泌されると食道に逆流します．すると，食道は胃とは異なり胃液に耐えられる粘膜がありませんので，**逆流性食道炎**を引き起こします．また，通常胃や十二指腸は胃液が分泌されても，それぞれの粘膜が保護しているため，自己の粘膜に障害（自己消化）を起こすことはありません．しかし，粘膜が弱くなり，また胃液の過剰な分泌によって，胃や十二指腸粘膜に障害を与える**胃・十二指腸潰瘍**を引き起こすことがあります（**図2**）．

　胃液は過剰に分泌されると私たちの体に障害を与えるため，胃液が出すぎるときは胃液を抑える薬剤の使用や弱った胃の粘膜を保護する薬剤を使用します．ただし，胃液は食物の消化・吸収作用のほか，細菌などの異物が消化管に流入した場合に強酸で死滅させるという役割もあります．したがって，胃液を抑えすぎるのも好ましくないため，漫然と（だらだら長期間に）薬の服用をせず，服用を続けるべきかどうか定期的に評価することが重要です．

　また，**ヘリコバクター・ピロリ（ピロリ菌）が胃・十二指腸潰瘍の発症と関連**があるといわれ，胃炎などでピロリ菌が確認されると除菌が行われます（**図3**）．

図1　消化液と器官

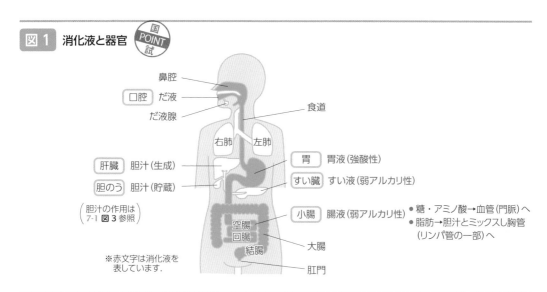

胆汁の作用は
7-1 図3 参照

※赤文字は消化液を
表しています.

- 糖・アミノ酸→血管（門脈）へ
- 脂肪→胆汁とミックスし胸管
（リンパ管の一部）へ

図2　逆流性食道炎と胃液が出るしくみと薬

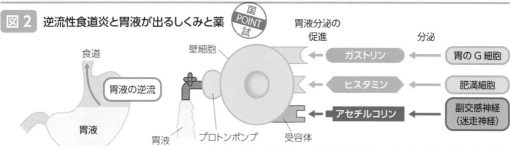

胃液の分泌に直接関わるプロトンポンプを抑えると胃液を抑える作用が強い.

治療　代表的な胃酸を抑える薬

分　類	特　徴	代表的な薬
制酸薬	胃酸を中和する．アルカリ性の物質	炭酸水素ナトリウム
ヒスタミンH_2受容体遮断薬	胃酸の分泌に関わるヒスタミンを抑える	ファモチジン（〜チジンという名称）
プロトンポンプ阻害薬	胃酸の分泌口にあたる胃壁の粘膜の表面にあるプロトンポンプを抑える．作用が非常に強力	オメプラゾール（〜プラゾールという名称）

治療　代表的な胃の粘膜を保護する薬

分　類	特　徴	代表的な薬
粘膜表面被覆	胃の粘膜に張り付いて保護する	スクラルファート
粘膜修復薬	胃の粘膜の血流を良くして，粘膜機能を維持させる	レバミピド
プロスタグランジン製剤	胃の粘膜の保護に関与するプロスタグランジンを補う	ミソプロストール

図3　ヘリコバクター・ピロリ（ピロリ菌）

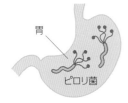

昔の上下水道は整備が不充分で，生活用水（井戸水など）にピロリ菌が含まれていることがありました．ピロリ菌に感染すると，胃・十二指腸潰瘍が発症しやすくなります．また，ピロリ菌は胃がんの発症にも関与しているといわれています．その治療にはピロリ菌の除菌を目的に抗菌薬2剤（アモキシシリンとクラリスロマイシン）と胃酸を抑える薬剤（プロトンポンプ阻害薬）の服用を行います.

抗菌薬に関しては p.160 10章「レベルUP↗ 感染症治療」参照.

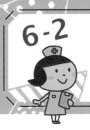

6-2 消化管に関連する その他の疾患と治療

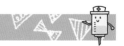

消化管のトラブル

消化管のトラブルにはさまざまなものがあり，吐き気・便秘・下痢などがあります．これらのよくある症状のほかに，過敏性腸症候群（IBS）といって検査をしても原因がはっきりせず，数ヵ月続く長期間の下痢や便秘などの症状が現れる疾患もあります．ここでは代表的な疾患と治療について解説します．

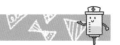

吐き気止め（制吐薬）

吐き気にはさまざまな原因がありますので，しっかり考えて治療する必要があります．原因および代表的な薬は**表1**のとおりです．

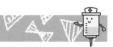

便秘を改善する薬（便秘薬）

水分はおもに大腸で吸収されますが，便が長期間にわたって留まると便が硬くなり，消化管が詰まると吐き気を伴う気分不良が現れます．さらに追加で食物を摂食すると消化管が破れる恐れが出てきて，食欲低下を引き起こします（食欲不振は防衛反応と考えることもできます）．そのため，便秘の予防に便をやわらかくする**緩下薬**や大腸の動きを促す**刺激性便秘薬**（下剤）を使用します（**図1**）．

新しい薬として腸管の水分分泌を促して排便しやすくする薬（ルビプロストン，リナクロチド）や胆汁（酸）（7-1**図3**参照）の再吸収を抑えて排便しやすくする薬（エロビキシバット）もあります．

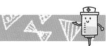

下痢止め（止痢薬）

下痢はすぐに止めるのが良いと思われがちですが，原因をしっかり見極めて対処しなければなりません．たとえば，食あたりで体にとって毒となっているものを排泄したいと体が反応したときに，下痢止めを使用することは良くないことです（毒が体に残ってしまいます）．水分を吸収する役割をもっている大腸の部分的な切除，あるいは慢性的な大腸の疾患がある場合は継続的に薬を服用します（**表2**）．

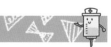

炎症性腸疾患（IBD）（潰瘍性大腸炎とクローン病）

他に吐き気・便秘・下痢が起こる疾患として炎症性腸疾患（潰瘍性大腸炎とクローン病）があります．

消化管の粘膜表面に慢性的な炎症を発症させる病気で，**滲出性の下痢**（粘液や血液などの液体を含む）が症状として現れます．自己免疫疾患（自分の体内で産生した自己の組織を異物と判断し，炎症が生じる疾患）や食生活の変化が原因と考えられていますが，はっきりわかっていません．治療は炎症を抑える薬や免疫を抑える薬などを使用します．飲み薬や注射薬の治療で症状が改善しない場合は血液中から異常に活性化した白血球を取り除く治療や外科手術（大腸全摘術など）を行います（**図2**）．

表1　吐き気止め（制吐薬）

吐き気を起こす例	原　因	代表的な薬や対処方法
めまいがするとき 乗り物酔いのとき	内耳の障害	抗ヒスタミン薬（ジフェンヒドラミンなど）
起床時の歯磨きの刺激によるとき	胃酸の出すぎ	プロトンポンプ阻害薬 H_2遮断薬（6-1 図2参照）
便秘のとき	消化管閉塞	便秘薬（図1参照）
抗がん薬の投与のとき	セロトニン分泌 サブスタンスP分泌	セロトニン5-HT_3受容体拮抗薬，NK1（ニューロキニン1）受容体拮抗薬（併用する）
抗精神病薬与薬のとき	ドパミン分泌やセロトニン分泌	抗ドパミン薬や抗セロトニン薬，もしくは薬の減量や中止・変更する

吐き気はさまざまな原因で現れます．それによって対処方法も異なります．治療には原因の確認が大切です．

SSRI（2-6 参照）の服用で吐き気が出るのもセロトニンの影響です

抗がん薬の投与　→　セロトニン分泌　→　セロトニン受容体への刺激 ┐
　　　　　　　　　→　サブスタンスP分泌　→　NK1（ニューロキニン1）受容体への刺激 ┘　→　吐き気の発生

図1　便秘薬　（便の状態に関しては9-9 図1参照）

	●緩下薬	●刺激性便秘薬（下剤）	●浣腸製剤
分類	便がフニャフニャに	ヨイショ	ツルンと流し出す
特徴	●便を柔らかくする	●大腸の全体の動きを促す	●直腸を刺激する
代表的な薬	●酸化マグネシウム	●ピコスルファート，センナ製剤	●グリセリン浣腸

医療安全 ＋
左側臥位の体位で挿入．約40℃にあたためる．（使用法は9-9 図2参照）

表2　止痢薬

原　因	対処方法
食あたり（食中毒）	整腸薬，ならびに水分を多く服用し，排便する．もしくは吐いて出す
大腸部分切除手術後	下痢が続く場合は，腸の動きを抑える薬を服用する
過敏性腸症候群（IBS）	消化管運動異常，消化管知覚過敏，心理的異常の3つがあり，異常を引き起こす原因はわかっていない

図2　炎症性腸疾患（IBD）（潰瘍性大腸炎とクローン病）の治療

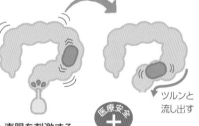

TNFα　→　TNFαは他の部位にも炎症を起こす

TNFαは炎症に関わる物質で，さらにほかの部位にも炎症を引き起こすので，薬を使用し抑えます．

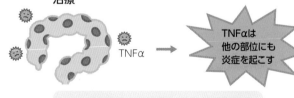

・炎症性腸疾患治療薬（サラゾピリンなど）：軽～中等症で使用する．炎症を抑える．
・ステロイド薬：中～重症で使用する．炎症を抑える．
・免疫抑制薬：ステロイドを中止すると症状が再燃する症例で用いる．
・抗TNFα受容体拮抗薬：上記3薬などの適切な使用で効果が見られないときに使用する．

※ステロイド薬，免疫抑制薬，抗TNFα受容体拮抗薬については 8-6 参照．

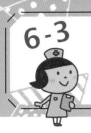

6-3 上部・下部内視鏡検査

内視鏡検査の事前確認

内視鏡検査の前には以下について患者に確認します.

① 麻酔薬のアレルギーの有無(表面麻酔を行うため)

② (閉塞隅角)緑内障や前立腺肥大症の有無(胃腸の動きを抑える抗コリン薬を使用することがあるため)

③ 検査時の苦痛軽減のための**ベンゾジアゼピン系鎮静薬**(ミダゾラムなど)の使用希望の確認

上部内視鏡検査

食道・胃・十二指腸の粘膜の様子を胃カメラで観察します. 直接カメラで観察するので, 食物が残っていると見ることができません. 検査までの流れは以下のとおりです.

＜内視鏡検査の前日＞

検査が午前中の場合, 前日の21時頃までに食事を済ませ, 以後は食事を控えます. 水の摂取は可能ですが, 牛乳など胃の中で固形物になるものは控えます.

＜内視鏡検査の当日＞

内視鏡は経鼻であれば鼻腔内に(**図1**), 口であれば咽頭に表面麻酔を行います(**図2**). 胃カメラで粘膜を肉眼で確認し(染色する場合もあります), 粘膜に病変が見つかった場合は, 胃カメラで切除可能なものであれば切除します.

下部内視鏡検査

大腸の粘膜の様子を大腸内視鏡を用いて観察します(**図3**). 直接内視鏡で観察するので, 便が残っていると見ることができません. 粘膜の洗浄の方法は以下のとおりです.

＜内視鏡検査の前日＞

就寝前に刺激性下剤(腸の動きを良くして排便する薬；センナ製剤)を与薬します.

＜内視鏡検査の当日＞

起床後に吐き気止め(抗ドパミン作用)と経口腸管洗浄液(クエン酸マグネシウム液)1Lを約1時間のペースで約2Lを服用します. 腸管洗浄液はしばらくすると便意で出てきて, 排便されます. 便の色がなくなり透明になれば腸管内の洗浄が終了となります. 検査・処置時に病変が見つかった場合は, 切除可能なものは切除します.

 経口腸管洗浄液の服用後, 排便がなく, 嘔気などの症状が強くなれば, 腸管内の圧力が上がり, 腸管が破れてしまう恐れがあるので, 服用を中止します.

病変の処置と治療

内視鏡検査時に病変が見つかった場合はポリープを切除するポリペクトミー, 内視鏡的粘膜切除術(EMR)や内視鏡的粘膜下層剝離術(ESD)を行います(**図4**).

図1 上部内視鏡検査（鼻からカメラを挿入する場合）

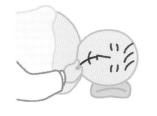

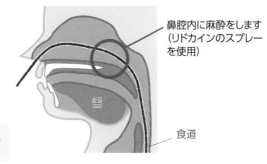

鼻腔内に麻酔をします
（リドカインのスプレー
を使用）

舌

食道

鼻からカメラを挿入する場合は，鼻腔内を麻酔し，
食道にカメラを進めます．

図2 上部内視鏡検査（口からカメラを挿入する場合）

マウスピース

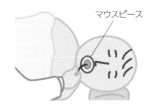

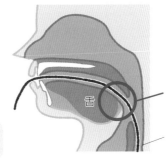

咽頭に麻酔をします
（リドカインを含んだ水や
スプレーを使用）

舌

食道

口からカメラを挿入する場合は，咽頭麻酔を行い，
食道にカメラを進めます．

図3 下部内視鏡検査

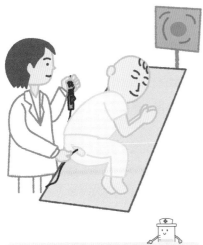

● 大腸内視鏡の挿入時に苦痛が強いときは，
医師の判断により鎮痛薬注射を行うことも
あります．

図4 病変の処置と治療

● ポリペクトミー

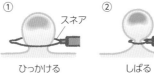

① ひっかける　　② しばる　　③ 切りとる

スネア

● 内視鏡的粘膜切除術（EMR）

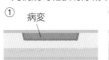
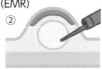

① 病変　　②　　③ ポリペクトミーの
①〜③と同じ

● 内視鏡的粘膜下層剝離術（ESD）

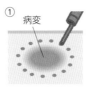

① 病変　　②　　③ 高周波メスで
切りとる

マーキング　　生理食塩水を入れ，
上にもちあげる

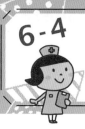

6-4 経管栄養と薬

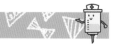

経管栄養のしくみ

経管栄養は嚥下（のみこみ）が不充分な場合，消化管に管を入れて水分や栄養を注入します（図1）．

【期間による使い分け】

・短期間の場合：鼻からチューブを入れ，先が胃に留まるように留置します．EDチューブや NGチューブを用います（表1）．

・長期間の場合：胃に穴をあけ，短いチューブを入れ，先が胃に留まるようにします（図2）．

【経管栄養時の医療（患者）安全】

経管栄養チューブに誤って酸素のチューブや点滴のチューブなどを接続する医療事故を防止するために，専用の紫色の接続部（コネクタといいます）を取り入れるようになりました（図3）．

経管栄養時の注意事項

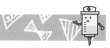

【チューブ留置時】

　鼻から入れたチューブの先端が誤って気管に入ってしまうと呼吸ができなくなり非常に危険です．チューブの体内側の先端が適切な位置に留置されているか，X線（レントゲン）などで確認することが大切です．

【経管栄養剤投与時】

　患者の体位は誤嚥を防止するために半座位〈ファーラー位：45度〉やセミファーラー位：15〜30度にします．可能であれば座位にします．

　また，経管栄養剤の濃度が濃い場合や与薬速度が速い場合に下痢を生じることがあります．

　栄養剤の注入後，そのままにしておくとチューブが詰まりやすくなるので，注入後は白湯（沸騰させた後に冷ました水）を流しておきます．

薬の与薬

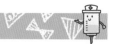

　経管栄養チューブから薬剤を注入することができます．薬剤は錠剤やカプセル剤，散薬（粉薬）などさまざまです．それらの内服薬を約55度のお湯（沸騰したお湯と水を2：1で混ぜると約55度のお湯ができます）に溶かして投与します．

　薬を溶かす時の注意として，種類によって溶ける（懸濁：まんべんなくお湯に分散された状態）ものと溶けないものがあります．溶けないものは腸で溶けるように工夫してある腸溶錠や長時間作用が続くような徐放剤（1-1図2参照）などがあります．これらを砕いて与薬すると薬の効果が減少したり，増強したりすることがあるので，事前に薬の特徴を理解することが大切です．

簡易懸濁法の手順

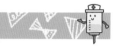

薬を与薬するための手順は以下の通りです（図4）．

① 薬を容器に入れる（この時に予め溶解もしくは懸濁できる薬のみを容器に入れる），

② 55℃のお湯で溶かす，③ 注入器で吸い，体温程度まで冷めた状態でチューブから与薬する

図1　経鼻胃管の例

体内の留置先によってチューブの種類を変える

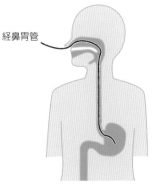

経鼻胃管

管の先端部が胃に入っているか確認する（X線撮影や管を介した胃液の吸入）
（理由　管が誤って気管に入っていないか確かめるため）

図2　胃瘻の例：PEG（ペグ）

胃壁に穴をあけ，管を留置する

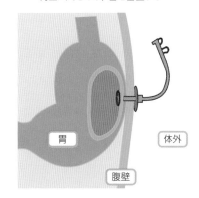

胃　　体外　　腹壁

表1　経管栄養に用いられるチューブ

名　称	目　的	太　さ	特　徴
EDチューブ	経管栄養投与に用いる	8 Fr以下	ガイドワイヤーが入っている．胃，十二指腸や空腸に留置可能であるが細いため，詰まりやすい
NGチューブ（マーゲンチューブ）	経管栄養投与以外に胃洗浄や胃内の排液，減圧目的（腸閉塞〈イレウス〉による）	10〜18 Fr	EDチューブより太いため，胃にのみ留置可能

Fr（フレンチ）：チューブの太さを表す単位．数字が小さいと細く，大きいと太くなる．

図3　経管栄養チューブやシリンジの誤接続防止

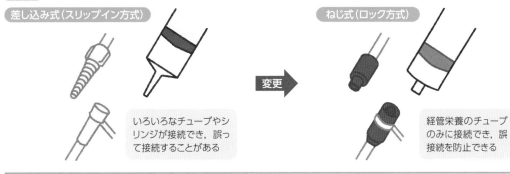

差し込み式（スリップイン方式）

いろいろなチューブやシリンジが接続でき，誤って接続することがある

変更

ねじ式（ロック方式）

経管栄養のチューブのみに接続でき，誤接続を防止できる

図4　簡易懸濁法の手順

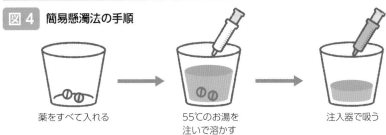

薬をすべて入れる　　55℃のお湯を注いで溶かす　　注入器で吸う

【注意事項】・その都度調製し，懸濁液の作り置きはしない．
・容器や注入器は毎日洗浄し，清潔に保つ
・溶解液の色の変色やかたまりができた場合は簡易懸濁に適さない状態なので与薬を行わない

第6章　章末問題

　次の問題について，説明の内容が正しいかどうか◯か✕で答えよ.

① 胃酸のpHは7程度である.

② 脂肪は胸管（リンパ管の一部）に入り，全身に送られる.

③ 逆流性食道炎は胃液の分泌が多いことが原因で発症する.

④ プロトンポンプ刺激薬が逆流性食道炎の治療に用いられる.

⑤ 胃・十二指腸潰瘍の原因の一つにヘリコバクター・ピロリの保菌が挙げられる.

⑥ 抗がん薬の投与による嘔気の原因にはアドレナリンが関与している.

⑦ 下剤に使用される酸化マグネシウムは消化管から吸収され，腸の蠕動運動を高める.

⑧ 浣腸に用いられる薬にグリセリンがある.

⑨ 潰瘍性大腸炎の治療にステロイド薬が使用される.

⑩ 炎症性腸疾患（IBD）の治療にはまず，抗TNFα製剤が使用される.

第7章

肝臓・胆管系・すい臓に
関連する疾患と治療

　肝臓は体の中で一番大きな臓器で，体重の 1/50 の割合を占めています．肝臓は大きさだけでなく，役割も大きな臓器です．

　肝臓には痛みを感じる神経がないので，肝臓の疾患が発生しても痛みを感じることはなく，徐々に進行してしまうことがあります．そのため，肝臓は沈黙の臓器といわれ，多くの患者さんが治療を行っています．例を挙げると，肝臓の疾患には肝炎やアルコール性肝障害などがあります．肝炎の治療に関しては，近年新しい薬が開発され，使用されるようになりました．

　本章では肝臓の疾患になる原因と治療法，ならびに内視鏡を用いた胆のうや胆管に関連する疾患と治療について学んでいきます．

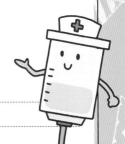

7-1 肝臓のはたらき

肝臓の工場としての役割

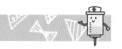

【糖のゆくえ】

　消化管から吸収された糖（ブドウ糖）は，肝臓から肝動脈を通り全身の細胞に送られ，**すい臓**から分泌される**インスリン**のはたらきにより，全身の細胞内にブドウ糖が取り込まれます．取り込まれなかったブドウ糖は肝静脈を通り，再び肝臓に戻ります．過剰なブドウ糖はブドウ糖として保存できないため，**グリコーゲン**に変えて肝臓などに蓄えられます．また，低血糖にならないように，すい臓から分泌される**グルカゴン**の作用により，再度グリコーゲンからブドウ糖に戻り，血管内に供給されます（**図1**）．

【アミノ酸のゆくえ】

　肝臓では**アルブミン**という体にとって重要なタンパク質が作られており，**血管内の水分を保つ役割**（血管内膠質浸透圧の維持）を果たしています．栄養状態が悪化した場合や肝機能が低下するとアルブミンが不足（低アルブミン血症）になり，血管外に水分が漏出する**浮腫**が生じます（**図2**）．

【胆汁の生合成】

　胆汁酸は**コレステロール**を材料にして作られます．できた胆汁酸を材料に肝臓で胆汁が作られ，胆のうに蓄えられます．食物を摂食したときに胆道から消化管内に胆汁が排出され，**脂肪の乳化**（吸収しやすい状態にすること）や大腸で水分の分泌を促し，消化管ぜん動運動も促します（**図3**）．

【そのほかに作られるもの】

　プロトロンビンやフィブリノゲンなどの血液凝固因子（血液が固まるときに必要な材料）を作ります．肝臓の障害があれば，血液凝固因子が減少し，出血しやすくなります．

肝臓のごみ処理場としての役割

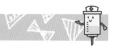

【全身の細胞からの不要物の処理】

　タンパク質の代謝過程（タンパク質の材料であるアミノ酸には**窒素**が含まれるため**アンモニア**が生じる）や消化管内の腸内細菌によって産生されたアンモニアなど，体にとって有害ものを無毒な**尿素**に分解して，最終的には尿中へ排泄します．血液中の**アンモニアが高い状態**（高アンモニア血症）になると**肝性脳症**を引き起こしやすくなります（**図4**）．

【ホルモンや薬の代謝】

　体内で生成された**ホルモンや薬は肝臓で代謝（分解）**されます．その例として，薬物代謝酵素のはたらきやグルクロン酸抱合による処理があります．

　肝臓の機能が低下すると上記の工場とごみ処理場としての機能が低下し，全身に悪影響をもたらします．

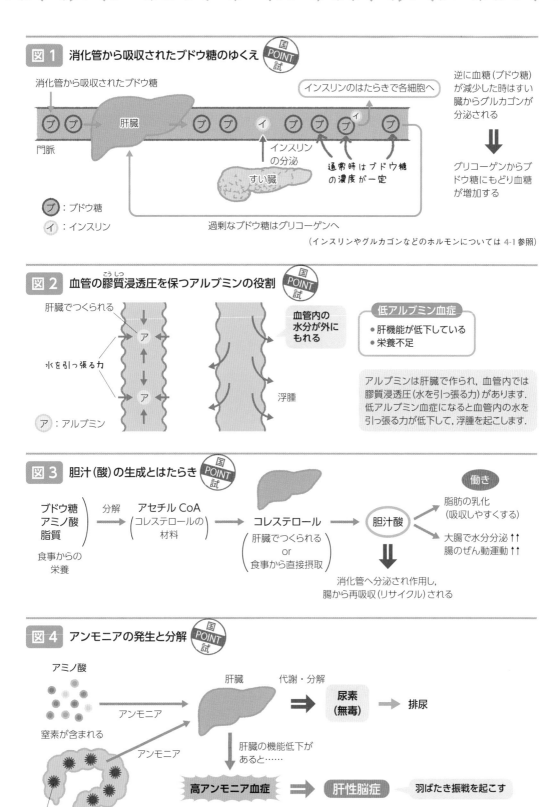

図1 消化管から吸収されたブドウ糖のゆくえ　国試POINT

消化管から吸収されたブドウ糖

インスリンのはたらきで各細胞へ

肝臓

門脈

すい臓

インスリンの分泌

通常時はブドウ糖の濃度が一定

逆に血糖（ブドウ糖）が減少した時はすい臓からグルカゴンが分泌される

⬇

グリコーゲンからブドウ糖にもどり血糖が増加する

プ：ブドウ糖
イ：インスリン

過剰なブドウ糖はグリコーゲンへ

（インスリンやグルカゴンなどのホルモンについては 4-1 参照）

図2 血管の膠質浸透圧を保つアルブミンの役割　国試POINT

肝臓でつくられる

ア

水を引っ張る力

ア

ア：アルブミン

血管内の水分が外にもれる

浮腫

低アルブミン血症
● 肝機能が低下している
● 栄養不足

アルブミンは肝臓で作られ，血管内では膠質浸透圧（水を引っ張る力）があります．低アルブミン血症になると血管内の水を引っ張る力が低下して，浮腫を起こします．

図3 胆汁（酸）の生成とはたらき　国試POINT

ブドウ糖
アミノ酸
脂質

食事からの栄養

分解

アセチル CoA
（コレステロールの材料）

コレステロール
（肝臓でつくられる
or
食事から直接摂取）

胆汁酸

働き

脂肪の乳化
（吸収しやすくする）

大腸で水分分泌↑↑
腸のぜん動運動↑↑

⬇

消化管へ分泌され作用し，腸から再吸収（リサイクル）される

図4 アンモニアの発生と分解　国試POINT

アミノ酸

窒素が含まれる

アンモニア

肝臓

代謝・分解

⟹

尿素
（無毒）

➡ 排尿

アンモニア

肝臓の機能低下があると……

腸内細菌

高アンモニア血症　⟹　肝性脳症　羽ばたき振戦を起こす

治療　アンモニアをつくる腸内細菌を抑制する抗生物質（リファキシミン）を用いることで血液中のアンモニアを減らす

7-2 肝臓の疾患と治療
—肝炎、肝硬変と肝がん、アルコール性肝障害

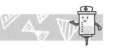

肝炎・肝硬変と肝がん

【肝　炎】

　肝炎は肝臓に炎症が起こった状態で，一時的に悪化する急性肝炎や6ヵ月以上継続する慢性肝炎があります．急性肝炎は劇症肝炎に移行するものもあり，死に至ることもあります．

【肝硬変と肝がん】

　肝硬変は，肝細胞の自己修復機能がはたらくときに生成される**コラーゲン**(タンパク質の一種)が肝臓内に増加し，肝臓自体が硬く変化して肝機能の低下をもたらす疾患です．悪化すると肝がんに移行することもあります．肝硬変によって，肝臓自体が硬化することで血流の流れが悪くなると，食道や胃，小腸などの血管への血流が大幅に増加します．そして血管への過度の圧力(門脈圧亢進)の上昇により**静脈瘤**が生じ，破裂すると出血をもたらします．

　肝機能の障害度を示す指標に**Child-Pugh分類**(チャイルド−ピュー分類；**分類項目　肝性脳症・腹水の有無，血清アルブミン，プロトロンビン時間，血清総ビリルビン**)があり，症状の把握や治療方針に役立てます．

肝炎ウイルス

　肝炎の原因の約80％はウイルス性で，そのほかアルコール性や薬剤性，自己免疫性などがあります．ウイルスは6種あります(**表1**)．本節ではとくに**日本で多いA・B・C型**について解説します．予防目的でワクチンの接種やウイルスの感染症治療が行われます．

【予防目的】

　A型・B型にはワクチンがあります． とくにB型は看護師や臨床検査技師といった医療スタッフの針刺し事故による感染防止のために入職時にB型肝炎ワクチンの接種を実施している病院がありますが，**C型肝炎ワクチンはありません．**

【ウイルス感染治療】

　A型肝炎は多くの場合は自然治癒します．B型肝炎はウイルスの有無や量，肝臓の状態の血液の検査に基づいて，抗ウイルス薬またはインターフェロンによる治療を行います．C型肝炎はウイルスの遺伝子型(ゲノタイプといいます)やウイルスの量の検査に基づいて，おもに抗ウイルス薬による治療を行います．

　B・C型肝炎の代表的な治療薬は**表2**のとおりです．インターフェロンはサイトカインの一種で，ウイルスの侵入に対して免疫機能をはたらかせる伝達物質です(**8-1**参照)．

アルコール性肝障害

　アルコールの過剰摂取によって発症します．血液検査では**AST・ALT・γ-GTP**の上昇が見られます．症状として**全身倦怠感**などがあり，治療には禁酒が必要です．

表1 Child-Pugh 分類（チャイルド - ピュー分類）

	1点	2点	3点
肝性脳症	なし	軽度	ときどき昏睡
腹　水	なし	少量	中程度以上
血清アルブミン値	3.5g/dL 超	2.8〜3.5g/dL	2.8g/dL 未満
プロトロンビン時間	70％超	40〜70％	40％未満
血清総ビリルビン値	2.0mg/dL 未満	2.0〜3.0mg/dL	3.0mg/dL 超

> 昏睡とは，反応がなく，覚醒させることができず，刺激を与えても眼は閉じたままになっている状態のことです

それぞれの項目の合計点数を計算

点数の合計
A：5〜6点
B：7〜9点
C：10〜15点

グレード	肝臓の状態	肝硬変の名称
A	軽度の肝硬変で肝臓の機能がなんとか維持可能	代償性肝硬変
B	中程度の肝硬変で軽度の機能低下	非代償性肝硬変
C	重度の肝硬変で肝臓の機能が維持できない状態	

 表2 ウイルスの型について

肝炎ウイルスの型と特徴

	感染経路	特　徴
A型	経口感染	急性肝炎で，まれに劇症肝炎へ移行する．慢性化はせず，予後は良好
B型*	血液感染	急性肝炎から，まれに劇症肝炎に移行することがある
C型	血液感染	多くは慢性化する．症状が出ないケースが多く，肝硬変，肝がんに進行することも多い
D型	血液感染	B型肝炎ウイルスと同時に感染する
E型	経口感染	流行地域での生の食物や生水から感染
G型	血液感染	症状は穏やかであるが詳細は不明

＊B型の感染経路は母子間の垂直感染や水平感染（血液感染以外に体液〔性交渉など〕感染）によります．

表3 代表的な B 型・C 型肝炎治療薬

代表的な薬剤		分類と特徴
ペグインターフェロンα-2a，2b など		インターフェロン製剤 （インターフェロンはサイトカインの一種でウイルスの侵入による免疫機能をはたらかせる伝達物質である．通常は体内で産生されるが，ウイルス感染で不足するため注射で補う）
ラミブジン（B型肝炎用ウイルス薬）		核酸アナログ製剤 （肝炎ウイルスのDNAの材料である核酸によく似た薬剤を与薬することで，増殖時に間違えて取り込みウイルスの増殖を抑える）
C型肝炎用ウイルス薬	アスナプレビル	プロテアーゼ阻害薬 （ウイルスの遺伝子から作られるタンパク質を整える酵素を阻害する）
	ダクラタスビル	NS5A 阻害薬 （C型肝炎ウイルスが増殖する際に関わる NS5A タンパク質のはたらきを抑える）
	ソホスブビル	NS5B ポリメラーゼ阻害薬 （C型肝炎ウイルスが増殖する際に関わる NS5B タンパク質を合成する酵素のはたらきを抑える．
	レジパスビル・ソホスブビル合剤	NS5A 阻害薬・NS5B ポリメラーゼ阻害薬 （2種類の薬剤の合剤である）

抗ウイルス薬の作用のしくみは 10-6 で解説します．

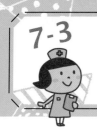

7-3 胆管系とすい臓の疾患と治療

胆管系の疾患と治療（胆道閉塞）

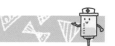

　胆管は胆汁が通る筒状の経路ですが，胆管が胆泥や胆石（胆汁の成分が濃縮してできたもの）や腫瘍などで圧迫して細くなってしまうと胆汁が流出できなくなります．胆汁は便の色素の**黄褐色**の由来になるもので，それが血液中に移行すると**黄疸**を発症します．黄疸は目の**眼球結膜**（眼球の白い部分）**が黄色く**なることや**皮膚の黄染**で判断でき，症状として倦怠感（だるさ）や掻痒感（かゆみ）が生じることがあります．

　胆泥や胆石の治療は小さめのコレステロール系胆石であればウルソデオキシコール酸を与薬します．またウルソデオキシコール酸には肝臓の血流を良くして肝臓の機能改善にも使用されます．

　大きな胆石が詰まって閉塞している部位の特定は，内視鏡カメラを入れて，カテーテルから造影剤を投与し，**内視鏡的逆行性胆道すい管造影（ERCP）**を行います．閉塞部位が把握できれば結石除去治療（内視鏡的乳頭切開術：EST，内視鏡的結石除去術）を行います（図1）．

胆管の閉塞や胆汁がスムーズに流れないとき（うっ滞）の治療

　腫瘍などで閉塞した胆管の流れを改善するために，内視鏡的胆管ドレナージ術や経皮的胆のう・胆管ドレナージ術があります（ドレナージとは体内に溜まった消化液，膿，血液や浸出液などを体外に排出することです）．内視鏡的胆管ドレナージ術には，内視鏡的経鼻胆道ドレナージ（ENBD）と，十二指腸に胆汁を出す内視鏡的逆行性胆道ドレナージ（ERBD）があります（図2）．

　胆管からのドレナージが難しい場合は，溜まっている胆汁を皮膚から体外に出す方法を行います．経皮的胆のう・胆道ドレナージ術は，皮膚から肝臓を通り胆管内にドレナージを行う経皮経肝胆道ドレナージ（PTCD）と，皮膚から肝臓を通り胆のう内にドレナージを行う経皮経肝胆のうドレナージ（PTGBD）があります（図3）．

　消化管内に食物があれば治療が困難なため検査前日は夜から絶食します．

内視鏡的逆行性胆道すい管造影（ERCP）の合併症

　胆管内の内圧の変化による刺激や，消化管内の細菌が流入することで膵酵素（アミラーゼ，リパーゼ，トリプシンなど）が活性化し，すい臓が炎症を起こし，**すい炎を発症する**ことがあります．すい炎発症時はすい臓を休めるため絶飲食とします．また，すい炎になると体液がすい臓周囲や後腹膜腔に漏れ出し，循環血液量が減少するため，通常の2〜4倍量の輸液の投与し，**炎症による疼痛を抑え，膵酵素の活性化を抑える**治療（タンパク質分解酵素阻害薬）を行います．

図1　内視鏡的乳頭切開術（EST）

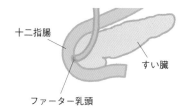

十二指腸

すい臓

ファーター乳頭

ファーター乳頭は
十二指腸の粘膜部分に
突起状にでている

胆管に比べ非常に狭い　　→　胆管の治療ができないので切開する

図2　内視鏡的胆管ドレナージ術

内視鏡的経鼻胆道ドレナージ（ENBD）	内視鏡的逆行性胆道ドレナージ（ERBD）
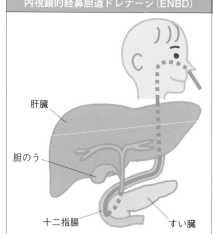 肝臓 胆のう 十二指腸 すい臓	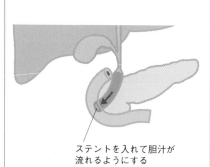 ステントを入れて胆汁が流れるようにする
鼻から挿入したチューブの先を胆管に入れ，胆汁を排泄させます．	細くなった部位に管を入れて，胆管からチューブの先を十二指腸に出して胆汁の流れをスムーズにします．

図3　経皮的胆のう・胆道ドレナージ術

経皮経肝胆道ドレナージ（PTCD）	経皮経肝胆のうドレナージ（PTGBD）
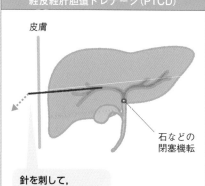 皮膚 石などの閉塞機転 針を刺して，皮膚から胆汁を出す	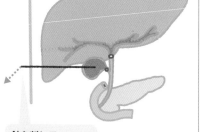 皮膚 針を刺して，皮膚から胆汁を出す
皮膚から肝臓を通り胆管内にドレナージを行い，胆汁を排泄させます．	皮膚から肝臓を通り胆のう内にドレナージを行い，胆汁を体外に排出させます．

第7章 章末問題

次の問題について，説明の内容が正しいかどうか〇か✗で答えよ．

① アルブミンは肝臓で作られる．

② 低アルブミン血症が原因で浮腫が起こることがある．

③ 肝臓で血液凝固に関わる因子が作られるため，重度の肝機能障害があれば，出血しやすくなるので注意が必要である．

④ 肝機能障害で発生する肝性脳症の原因の一つは低アンモニア血症である．

⑤ 肝硬変や肝がんの原因はウイルスによるものがある．

⑥ インターフェロンの副作用に，インフルエンザ様の発熱がある．

⑦ B型肝炎とC型肝炎の薬での治癒の可能性はB型肝炎の方が高い．

⑧ アルコール性肝炎の血液検査の指標にγGTPがある．

⑨ 胆汁は肝臓で作られる．

⑩ 黄疸は胆汁成分が消化管に排出されないことが原因で起こる．

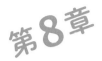

第8章

体外からの防御のしくみ

　病院には，何らかの疾患がある人が入院しています．そのような人々は免疫機能が低下していることが多いです．疾患の治療や健康の維持には免疫力が大切です．

　アレルギーは免疫疾患の一つですが，アレルギー対策基本法という法律ができるくらい，現代病として問題になっています．アレルギーの疾患には多くの種類がありますが，疾患以外でも食事，治療薬や検査で造影剤，ラテックス（天然ゴム）手袋など，医療スタッフが注意すべきことがたくさんあります．

　病院では炎症による痛みを訴える患者さんが非常に多いため，鎮痛薬を使う機会がよくありますが，副作用にも気をつけなければなりません．また，炎症が症状として現れる疾患はいろいろありますが，リウマチ性疾患や全身性エリテマトーデス（SLE）などの膠原病も自己免疫疾患の一例です．

　本章では免疫機能をはじめ，アレルギー，自己免疫疾患などと炎症，それらに対する薬とその効果について学んでいきます．

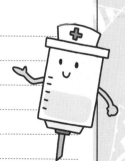

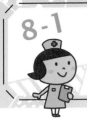

8-1 免疫の構成とはたらき

　かぜをひくと「食事をしっかり摂って，ゆっくり休んでください」といわれますね．かぜの症状の多くは**ウイルスによるもの**ですが，インフルエンザ感染症以外は対症療法が行われます．体内に侵入したウイルスなどの異物が処理されるしくみ（免疫のしくみ）について解説します．

免疫のしくみ

　異物を排除する免疫の中心となるのは白血球で，単球（マクロファージ，樹状細胞），顆粒球（好酸球，好中球，好塩基球），リンパ球（NK細胞，T細胞，B細胞）で構成されます（**図1**）．

　異物を攻撃する免疫のしくみ（イメージ）は**図2**のとおりです．

　免疫には大きく分けて**自然免疫**と**獲得免疫**の2つがあります．

- **自然免疫**：マクロファージ，樹状細胞，好中球，NK細胞などの細胞が異物の種類など気にせず早期に異物を捉え攻撃するしくみ（非特異的といいます）．
- **獲得免疫**：ヘルパーT細胞がマクロファージや樹状細胞から異物の情報を得て，ねらいを定めて攻撃するしくみ（特異的といいます）．

細胞性免疫と液性免疫

　自然免疫と獲得免疫のしくみではリンパ球とマクロファージのはたらきが重要です．細胞の分類で以下のように分けられます．

　細胞性免疫：**ヘルパーT細胞，細胞傷害性T細胞**，マクロファージ，NK細胞などが関わる

　液性免疫：**B細胞，ヘルパーT細胞**などが関わる

自己免疫疾患と薬

　異物の侵入に対して免疫機能がはたらきますが，自分の細胞や体内で生成した物質を異物と判断し，攻撃を加えてしまう疾患があります．それを**自己免疫疾患**といいます（詳細は**8-6**で解説します）．

　自己免疫疾患は，自然免疫や獲得免疫の情報伝達を抑え，免疫機能を抑制することで治療します（異物が入ってきたぞ〜という連絡ができない状態にします）．

　免疫機能を抑えると，異物（抗原）に攻撃されやすい状態になるので，異物に暴露されないように予防することも重要です．

　また，臓器移植による拒絶反応を抑える目的で免疫を抑える薬（シクロスポリン，タクロリムスなど）が使用されます．

図1　血液の成分とその名称

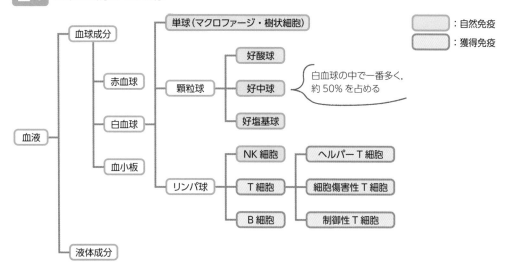

□ ：自然免疫
□ ：獲得免疫

白血球の中で一番多く，約50%を占める

図2　異物を攻撃する免疫のしくみ（イメージ）

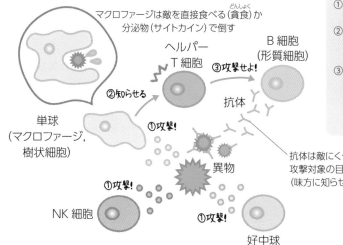

マクロファージは敵を直接食べる（貪食）か分泌物（サイトカイン）で倒す

ヘルパーT細胞
B細胞（形質細胞）
③攻撃せよ！
②知らせる
単球（マクロファージ，樹状細胞）
①攻撃！
抗体
異物
抗体は敵にくっついて攻撃対象の目印となる（味方に知らせる）
NK細胞
①攻撃！
①攻撃！
好中球

①異物が体内に侵入するとマクロファージ，好中球，NK細胞などが異物を攻撃します．
②異物を捉えたマクロファージや樹状細胞は，ヘルパーT細胞に異物の情報を知らせて応援を呼びます．
③ヘルパーT細胞はサイトカインという攻撃指令の伝達物質を体内に放出し，細胞傷害性T細胞やB細胞（形質細胞に変化して抗体を作る）に異物排除の指令を出し，攻撃させます．

ちがう！
敵だから覚えておこう
記憶B細胞
一部のB細胞は同じ異物の2度目以降の侵入時に同じ抗体で他の細胞に知らせる

B細胞は異物を記憶し，同じ異物が2回目以降侵入した時に速やかに攻撃できるように抗体を作り，備えます．このB細胞を記憶B細胞といいます．

このしくみを活用したのがワクチン！
→ 早く攻撃できる

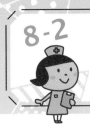

8-2 免疫機能を強める薬と予防接種

免疫機能を強める薬

獲得免疫は**受動免疫**と**能動免疫**に分けられます（**表1**）.

● **受動免疫**：異物（抗原）を攻撃する抗体を体の外から補うことで自身の免疫作用を発揮させます. 効果は速やかに現れますが, 効果は長続きしないという特徴があります（例 針刺し事故時や川崎病の治療のグロブリン投与など）.

● **能動免疫**：異物（抗原）としての作用を減弱したものを投与して自身の免疫機能を活用し, 抗体を自分の免疫細胞で作れるようにします. 免疫作用はすぐには現れませんが, 抗体が産生され始めると効果が現れ, 長期間免疫機能が続きます（**図1**）（例 ワクチンなど）.

予防接種

能動免疫の例が予防接種に使用されるワクチンです. 予防接種は病原体の感染を予防もしくは軽い症状で済むように接種するものです.

ワクチンは, 感染の原因となる病原体（ウイルスや細菌など）から作られ, 成分の違いから, 大きく3つに分けられます. それぞれの特徴をまとめると以下のとおりです.

● **生ワクチン**：病原体から毒性をなくし, その病原体をワクチンにしたもの.

● **不活化ワクチン**：病原体を殺菌し, 死んだ病原体をワクチンにしたもの.

● **トキソイドワクチン**：病原体の毒素のみを取り出し, 毒性をなくしてワクチンにしたもの.

生ワクチンは少ない接種回数で免疫効果が現れますが, 不活化ワクチンはくり返しの接種で免疫効果が現れます（**図2**）.

ワクチンの接種間隔は2020年10月より変更されました. 注射生ワクチン後に注射生ワクチンを接種する場合は27日以上間隔を空ける必要がありますが, そのほかは制限がなくなり, 管理がしやすくなりました（**図3**）.

定期接種と任意接種

予防接種には, 法律に基づいて市区町村が主体となって実施する**定期接種**と希望者が各自で受ける**任意接種**があります. 接種費用は, 定期接種は公費で（一部に自己負担あり）, 任意接種は自己負担になります. いくつか例を紹介します.

【定期接種の例】ワクチン名（予防できる疾患）

BCG（結核）, MRワクチン（麻疹・風疹）, 水痘ワクチン（みずぼうそう）, 日本脳炎ワクチン（日本脳炎）, HPVワクチン［ヒトパピローマウイルス］（子宮頸がん）, Hibワクチン（細菌性髄膜炎など）, 肺炎球菌ワクチン（細菌性髄膜炎・肺炎など）, B型肝炎ワクチン（B型肝炎）
ロタウイルスワクチン（感染性胃腸炎）〈2020年10月より〉

【任意接種の例】ワクチン名（予防できる疾患）

ムンプスワクチン（おたふくかぜ［流行性耳下腺炎］）, インフルエンザワクチン（インフルエンザ）

（_____：注射生ワクチン, _____：経口生ワクチン, 〜〜〜：注射不活化ワクチン）

表1　受動免疫と能動免疫の違い

	特　徴	効　果	応用例
受動免疫	効果がすぐに現れる	長続きしない	川崎病の治療のグロブリン療法
能動免疫	効果が現れるには時間を要する	長続きする	感染予防のワクチン

川崎病
細菌やウイルスなど何らかの感染により免疫が過剰になり血管の炎症を起こす.

図1　受動免疫と能動免疫の効果期間

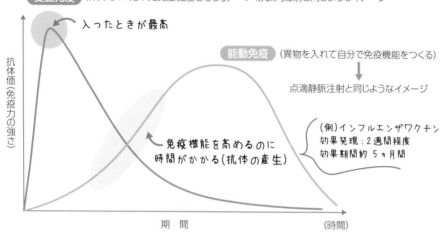

受動免疫（体外でつくられた免疫機能をもらう）➡ 静脈内注射と同じようなイメージ

入ったときが最高

能動免疫（異物を入れて自分で免疫機能をつくる）
➡ 点滴静脈注射と同じようなイメージ

（例）インフルエンザワクチン
効果発現：2週間程度
効果期間約5ヵ月間

抗体価（免疫力の強さ）

免疫機能を高めるのに時間がかかる（抗体の産生）

期　間　　（時間）

受動免疫　コンビニ弁当を購入 ➡ すぐに食べられるが毎回買う必要がある
能動免疫　材料から料理 ➡ すぐに食べられないがレシピをマスターして自分で作れるようになる

図2　生ワクチンと不活化ワクチンの接種と免疫機能の効果発現

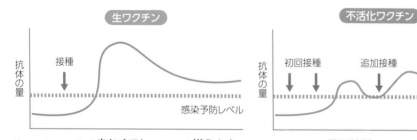

生ワクチンは回数が **少なくても** 抗体量が **増えます** が, 不活化ワクチンは **数回接種** しないと抗体量が **増えません**.

図3　接種の間隔

原則として新型コロナワクチンは他のワクチンとの同時接種は避け, 13日以上間隔をあける（14日後以降接種は可能）【2023年5月現在】
ただし, インフルエンザワクチンの同時接種は可能

注射生ワクチン　—27日以上→　注射生ワクチン
制限なし　経口生ワクチン／注射不活化ワクチン

経口生ワクチン／注射不活化ワクチン　—制限なし→　注射・経口生ワクチン／注射不活化ワクチン

＊特に医師が認めた場合, 同時接種を行うことができる. （例）4種混合ワクチン（ジフテリア, 百日咳, 破傷風, ポリオ）
＊小児肺炎球菌やロタワクチンなど同一ワクチンを複数回接種する場合の接種間隔は添付文書に従う.

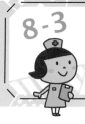

8-3 アレルギーの分類と抗体

アレルギーは簡単に説明すると過剰な免疫反応のことです．反応にはおもに抗体(免疫グロブリン)が関わっています．ここではアレルギーの概要と抗体について解説します．

アレルギーの分類

アレルギーは4つの型に分類されますが，私たちになじみのある**花粉症は1型アレルギー**です．

花粉症は鼻やのどに花粉が異物(抗原)として侵入したときに，くしゃみや鼻水，咳が生じるなど，異物を排除するための反応が起こります．

1型〜3型は主として白血球中の**B細胞**(形質細胞に変化し，抗体を作ります)，4型は**T細胞**が関わります(**表1**)．詳しくは次節(**8-4**)で説明します．

抗体(免疫グロブリン)

異物(抗原)に対して，抗体(抗原を排除するためのタンパク質)が作られますが，これらの抗体は構造の違いによりIgG，IgM，IgE，IgA，IgDの5種類の免疫グロブリン(Y字型のもの)に分類されます．血液中に含まれる抗体の割合は**図1**のとおりです．それぞれの特徴は以下のとおりです．

IgG：血液中に**一番多く含まれる**抗体．細菌や毒素に結合しやすい．

IgM：**感染初期に多い**．5つの抗体がつながった状態ではたらく．一番大きなサイズ(分子量)の抗体になる．

IgE：1型アレルギーに関わる抗体．

IgA：2つの抗体がつながった状態ではたらく．母乳に移行するため，母乳を飲む赤ちゃんの免疫機能の維持に役立つ．粘膜や腸管に多い．

IgD：抗体産生を助けるはたらきがある．

抗体量の変化

胎児期から10歳前後までの間に，抗体量が変化します(**図2**)．IgG抗体は胎盤を通過できるため，出生後しばらくは母体からもらった抗体を使用しますが，後に自分で産生できるようになります．

表1 アレルギーの分類 POINT試国

	関連細胞	抗　体	代表的な伝達物質	代表的疾患・適用例
1型	B細胞	IgE	ヒスタミン	アナフィラキシーショック，アレルギー性鼻炎，結膜炎，気管支喘息，じん麻疹
2型		IgG・IgM	補体*	特発性血小板減少性紫斑病(ITP)，重症筋無力症，甲状腺機能亢進症(バセドウ病など)
3型		IgG・IgM	補体*	血清病，全身性エリテマトーデス(SLE)
4型	T細胞		インターロイキン	接触性皮膚炎，移植拒絶反応，ツベルクリン反応

＊補体とは免疫反応を媒介する血中タンパク質の一群で，動物の血液中に含まれます．抗体が体内に侵入してきた細菌などの異物に結合すると，補体は抗体により活性化され，細菌の細胞膜を壊すなどして生体防御にはたらきます．

図1 血液中に含まれる抗体の割合

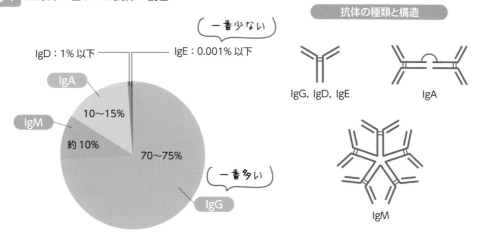

図2 出生前後の抗体量の変化 POINT試国

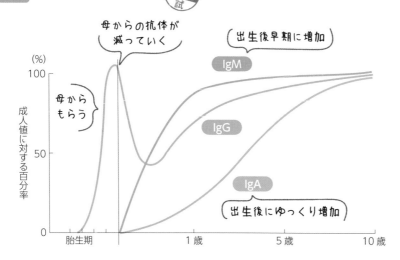

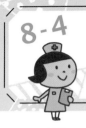

8-4 アレルギーの疾患と治療

前節8-3でアレルギーの分類について解説しました．とくに1型アレルギーは重要です．ここでは疾患や治療に関して解説します．

1型アレルギー

関与する免疫グロブリンはIgEで，**即時型アレルギー**とも呼ばれます．皮膚反応では**15〜30分**で最大に達し，発赤・膨疹（皮膚の盛り上がり）を特徴とする皮膚反応を示します．

アレルギーの伝達物質の1つである**ヒスタミン**は**肥満細胞**に貯蔵されており，異物（抗原）とIgEの刺激によって，全身へ放出されます（**図1**）．ヒスタミンは気管支の収縮や血管拡張をもたらし，気管支喘息やアレルギー性鼻炎を引き起こします．治療は，抗原に暴露されないことが重要です（たとえばマスクをつけ，できるだけ抗原の侵入を防ぎます）．しかし，完全に防ぐのは困難であるため，肥満細胞からヒスタミンなどが放出されないようにするために予防薬の服用やヒスタミンのはたらきを抑える薬を使用します．

ヒスタミンの受容体は2種類あり，**ヒスタミンH_1受容体**への刺激は花粉症時の咳やくしゃみ，鼻水などの**アレルギー症状を引き起こし**，**ヒスタミンH_2受容体**への刺激は**胃酸の分泌**に関わります．通常，抗アレルギー薬はヒスタミンH_1受容体遮断薬を指します（**表1**）．

2型アレルギー

関与する免疫グロブリンはIgG・IgMで，細胞障害型と呼ばれます．自己の細胞に対する抗体が作られ，細胞の機能が低下するアレルギーです．また，同じしくみで細胞の機能が過剰にはたらくことで，体を悪化させる疾患に甲状腺機能亢進症（バセドウ病）があり，抗TSH受容体抗体（TSHと同じように甲状腺を刺激する物質）が多く作られ，甲状腺ホルモンが増加します．

このように自己抗体が過剰に産生されることで，体の機能障害が生じます．

3型アレルギー

関与する免疫グロブリンはIgG・IgMで，血液などの体液に含まれる抗原と結合した免疫複合体により組織傷害をもたらします．代表的な疾患の例として遺伝的な要因の関与が大きい**全身性エリテマトーデス（SLE）**（**図2**）があり，顔に**蝶形紅斑**，手足にレイノー現象，腎臓のループス腎炎などの症状が現れます．治療には炎症を抑えるステロイド薬や免疫抑制薬が使用されます．

4型アレルギー

遅延型アレルギーと呼ばれています．抗原に反応した**T細胞**と抗原との反応によりT細胞から伝達物質が放出され細胞障害を起こします．ツベルクリンの皮膚反応では，抗原皮内注射**24〜72時間後**に紅斑・硬結を特徴とする炎症反応を示します．

パッチテストでは**48時間後**の皮膚反応を観察して，アレルギーの有無を判定します．

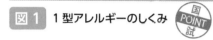

図1　1型アレルギーのしくみ（国試POINT）

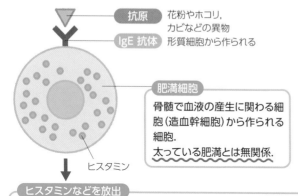

抗原：花粉やホコリ，カビなどの異物

IgE抗体：形質細胞から作られる

肥満細胞：骨髄で血液の産生に関わる細胞（造血幹細胞）から作られる細胞．太っている肥満とは無関係．

ヒスタミン

ヒスタミンの受容体の機能

遮断する受容体	特　徴
ヒスタミンH₁	咳やくしゃみ，鼻水などのアレルギー症状を抑制するが，眠気を伴う．ヒスタミンは脳の活性化に関わっているため，ヒスタミンを抑えると副作用として眠気も出てしまう
ヒスタミンH₂	胃酸の分泌を抑える

ヒスタミンなどを放出

血管を拡げる作用により腫れが起き，また血液中の赤色（ヘモグロビン）が目立つので，皮膚が赤く見えます．

表1　ヒスタミンH₁受容体遮断薬

副作用の眠気や抗コリン作用が強いものを第1世代，弱いものを第2世代に分類しています．

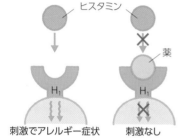

ヒスタミン

薬

H₁　刺激でアレルギー症状

H₁　刺激なし

分　類	代表的な薬
第1世代	ジフェンヒドラミン，クロルフェニラミン，シプロヘプタジン
第2世代	フェキソフェナジン，エピナスチン，エバスチン，レボセチリジン

図2　全身性エリテマトーデス（SLE）（国試POINT）

症状の一例

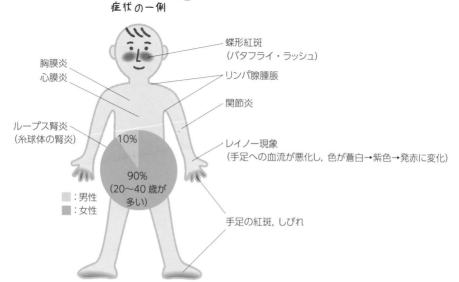

蝶形紅斑（バタフライ・ラッシュ）

胸膜炎
心膜炎

リンパ腺腫脹

関節炎

ループス腎炎（糸球体の腎炎）

レイノー現象（手足への血流が悪化し，色が蒼白→紫色→発赤に変化）

10%

90%（20〜40歳が多い）

□：男性
■：女性

手足の紅斑，しびれ

全身性エリテマトーデス（SLE）の患者は女性が多い．

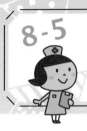

8-5 炎症と抗炎症薬

炎症のしくみと薬のはたらき

ケガをしたときやウイルス・細菌などに感染したときなどに炎症が発生します．炎症は腫れや発熱を伴います．そのしくみは**図1**のとおりです．

炎症に関わる物質にはプロスタグランジン，ロイコトリエン，ヒスタミン，ブラジキニン（炎症時に増加する発痛物質）などがあり，とくに**プロスタグランジン**は重要な物質です．プロスタグランジン類の増加はブラジキニン（発痛物質）を増加させ，痛みを感じるボーダーライン（閾値）を下げます．その両方の相乗効果により，痛みを感じます（**図2**）．現在痛みに関わるブラジキニンを直接抑える薬はなく，炎症による痛みを抑えるために，プロスタグランジンの産生を抑制する薬を使用します．

プロスタグランジンの生成と作用

プロスタグランジンは炎症に関わる物質ですが，非炎症時は胃粘膜保護（PGE_2），腎臓の保護（PGE_2，PGI_2）など体の機能を維持する作用があります．プロスタグランジンの生成に関わるシクロオキシゲナーゼ（COX）という酵素は2種類あり，非炎症時はCOX1，炎症時はCOX2が作用します．

抗炎症薬と副作用

炎症の抑制には，シクロオキシゲナーゼのはたらきを抑える**非ステロイド性抗炎症薬（NSAIDs）**（**表1**）や炎症の発生点に近いホスホリパーゼのはたらきを抑える**ステロイド**が使用されます．非ステロイド性抗炎症薬（NSAIDs）はシクロオキシゲナーゼ（COX1とCOX2の両方）を抑えてしまうので**胃粘膜障害**，**腎障害**に注意が必要です（**表2**）．副作用軽減のためにCOX2だけを抑える薬もあります．

ステロイドは炎症の起点に近いホスホリパーゼのはたらきを抑えるため**強く作用します**．炎症の疾患である**アナフィラキシーショック**（造影剤や抗菌薬の与薬時の薬物アレルギーなど）・**気管支喘息**・**悪性腫瘍**・**膠原病**（リウマチ性疾患・SLE）などに使用されます．

【ステロイドの副作用】

感染症の誘発・悪化，消化性潰瘍，糖尿病の誘発・悪化，満月様顔貌（ムーンフェイス），消化管出血，副腎不全，動脈硬化促進，精神障害（精神変調，うつ状態），骨粗しょう症

アセトアミノフェンはその作用機序がはっきりわかっていませんが，中枢（脳など）に作用することで熱を下げ，痛みを抑えていると考えられています．解熱だけでなく，がんの痛みにも用いられます．副作用が起こりにくく，**小児や妊婦などの発熱・鎮痛時**にも使用されます．

図1　炎症のしくみ

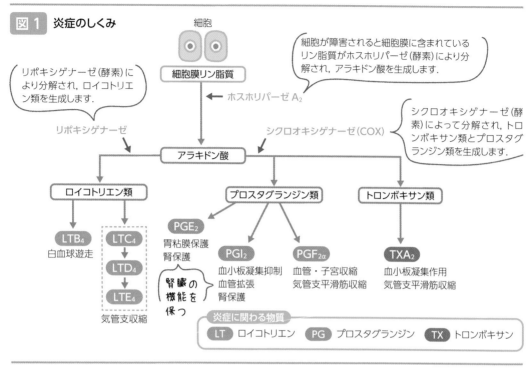

図2　痛みを感じるしくみ

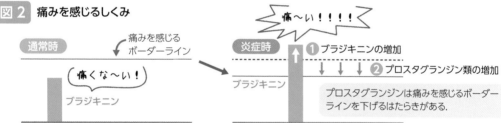

表1　非ステロイド性抗炎症薬（NSAIDs）の種類と特徴 POINT 国試

薬剤名	特　徴
アスピリン	炎症を抑える作用および血小板凝集抑制作用（「血がサラサラ」という表現がよく使用される）がある．少量ではPGI$_2$の産生をほとんど抑制せず，トロンボキサンの作用を抑える
インドメタシン	炎症を抑える作用が強い
ジクロフェナク	炎症を抑える作用が強い．胃腸障害が出やすい
ロキソプロフェン	薬剤師が配置されているドラッグストアでも購入できる

表2　非ステロイド性抗炎症薬（NSAIDs）の副作用とその原因 POINT 国試

副作用	原因【図1を参照】
アスピリンぜんそく（喘息の誘発）	シクロオキシゲナーゼを抑制することで，ロイコトリエンの発生を誘発し，気管支の収縮を招く．代表的な非ステロイド性抗炎症薬のアスピリンの名を引用している
胃粘膜障害	PGE$_2$の胃の粘膜の血流を保持する作用を減弱させ，胃・十二指腸潰瘍を引き起こす
腎障害	腎臓の血流の維持作用（PGE$_2$やPGI$_2$などの作用）を減弱させ，腎機能障害を引き起こす

その他，インフルエンザウイルス感染時にアスピリンなどを服用していると，ライ症候群（脳に障害を起こす）が発症する可能性があるため，使用を控えます（アセトアミノフェンを使用します）．

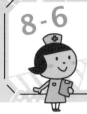

8-6 自己免疫疾患
─膠原病(リウマチ性疾患，SLE)、炎症性腸疾患

　自己免疫疾患は，自己を非自己(外敵)と認識して免疫機構がはたらき，自己を攻撃することで，炎症を起こす疾患です．ここでは代表的なリウマチ性疾患および炎症性腸疾患(IBD；潰瘍性大腸炎・クローン病)について解説します．

膠原病(リウマチ性疾患，SLE)

　関節リウマチが代表的な疾患で，**関節の炎症や変形，朝のこわばり**(手足の関節が硬くなった感じになり，動かしにくい状態になります)が症状として挙げられます．関節リウマチの治療に使用される薬を**表1**にまとめました．

　治療は関節リウマチの原因となる因子の抑制や，炎症による疼痛緩和のために非ステロイド性鎮痛薬，炎症の抑制のためにステロイド薬の与薬などを行います．また，炎症の発生に関わる伝達物質(TNFαなど)の作用の抑制のために生物学的製剤を用います．

　そのほかに全身性エリテマトーデス(SLE)(8-4参照)や強皮症，皮膚筋炎，血管炎などもあります．

炎症性腸疾患(IBD)─潰瘍性大腸炎とクローン病

　大腸の粘膜(最も内側の層)にびらんや潰瘍ができる大腸の炎症性疾患です．症状は，下血(血液が含まれる便が出ること)を伴う，または伴わない**滲出性下痢**(図1)を起こし，腹痛が強くなることもあります．

　潰瘍性大腸炎は大腸が主です．クローン病の場合は口腔から肛門にいたるまで，消化管のどの部位にも炎症や潰瘍(粘膜が破れること)が起こりますが，小腸と大腸を中心として，とくに小腸末端部にできやすい特徴があります．飲み薬や生物学的製剤が治療に用いられます．

生物学的製剤とJAK阻害薬

　分子標的薬として，近年生物学的製剤が用いられるようになってきました．具体的には，関節リウマチや炎症性腸疾患などに使用されています．炎症を抑える目的で免疫抑制薬や非ステロイド性抗炎症薬(NSAIDs)やステロイドなどの飲み薬が使用されてきましたが，難治の場合に新たに関節リウマチや炎症性腸疾患を引き起こす物質(TNFα)の過剰産生が判明し，それを抑える薬(抗TNFα薬：インフリキシマブなど)や関節リウマチではさらに炎症を引き起こす物質(IL-6)の過剰産生が判明し，それを抑える薬(抗IL-6：トシリズマブなど)が使用されるようになりました．

　また，炎症を起こす細胞内の伝達に関わる酵素(JAK：ヤヌスキナーゼ)を抑える薬(JAK阻害薬：トファシチニブなど)も使用されるようになりました(図2)．

【抗TNFα薬や抗IL-6薬のおもな副作用】
- インフュージョンリアクション：症状として血圧低下，発熱，頭痛など．
- 感染症：日和見感染を引き起こしやすくなる．

【JAK阻害薬のおもな副作用】
- 感染症や帯状疱疹：日和見感染や水疱の発症がみられる．

表1　関節リウマチの治療に使われる薬と特徴

薬剤名	特　徴	代表的な薬
抗リウマチ薬（DMARDs）	効果が現れるまでに時間を要する遅効性の薬剤	サラゾスルファピリジン
非ステロイド性鎮痛薬	炎症を抑える．副作用に胃粘膜障害や腎障害などがある	ジクロフェナク，インドメタシン
ステロイド薬	炎症を強く抑える．副作用に高血糖や感染しやすくなるなど	プレドニゾロン
免疫抑制薬	抗がん薬であるが，免疫抑制作用も強い	メトトレキサート（MTX），タクロリムス
生物学的製剤	与薬時のアナフィラキシーショックや日和見感染に注意が必要	インフリキシマブ，トシリズマブ
JAK阻害薬	日和見感染の他に帯状疱疹を発症しやすい	ゼルヤンツ

 免疫抑制薬，生物学的製剤，JAK阻害薬は免疫低下による日和見感染症（間質性肺炎など）に注意が必要である

図1　滲出性下痢

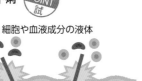

細胞や血液成分の液体

炎症部位

水びたしの便

腸に炎症が起こると，炎症部位から血液成分や細胞内の液体などが滲み出て，便の水分量を増やします．

図2　炎症性サイトカインの特徴と治療薬

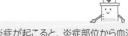

炎症性サイトカイン（TNFα，IFNなど）の特徴

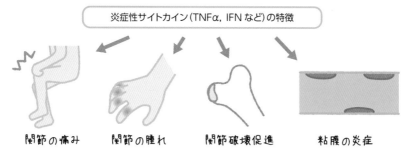

関節の痛み　　関節の腫れ　　関節破壊促進　　粘膜の炎症

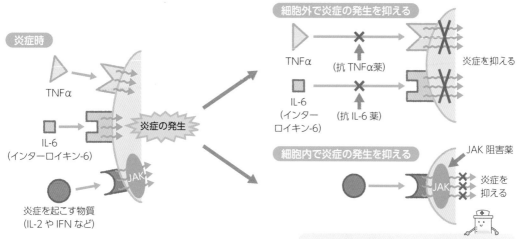

JAKは細胞内で炎症の発生に関わる酵素類である．

第8章　章末問題

　次の問題について，説明の内容が正しいかどうか○か✖で答えよ.

① 受動免疫の例の一つに予防接種が挙げられる.

② 花粉症は4型アレルギーに属する.

③ 1型アレルギーにはIgE抗体が関係する.

④ 血液中に一番多く含まれる抗体はIgEである.

⑤ 全身性エリテマトーデス(SLE)の治療にステロイドが使用される.

⑥ 炎症に関わる物質にプロスタグランジンが挙げられる.

⑦ 非ステロイド性抗炎症薬(NSAIDs)はリポキシゲナーゼ(酵素)を阻害する.

⑧ ステロイドの副作用に低血糖がある.

⑨ 非ステロイド性抗炎症薬(NSAIDs)の副作用に消化器障害がある.

⑩ 自己免疫疾患の治療にステロイド薬が使用される.

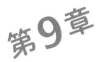

第9章

がん（悪性新生物）と治療

　がんの患者さんは年々増加し，日本ではがんで死亡する人が一番多いのが現状です．がんは胃や大腸，肺などに発生しやすく，生命を脅かす疾患です．がんの発生の原因はさまざまで，遺伝的な要因に加え，喫煙や食事などの生活習慣も関連性が高いといわれています．

　また，多くの場合でがんの発生により痛みが生じます．がんの発生部位や程度によって，個人差があります．がんの痛みには特徴があり，その特徴に応じて薬を使用します．通常，発熱時や疼痛時に与薬する鎮痛薬から，医療用麻薬の種類や特徴について説明します．とくに医療用麻薬は効果が強く，副作用もあり，与薬する上で充分な知識を備えておく必要があります．

　本章ではがんの発生や検査のしくみ，治療に用いられる薬と副作用，その対処方法について学んでいきます．

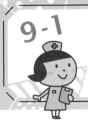

9-1 がん（悪性新生物）

日本人の死因の第1位はがん（悪性新生物）です．そのため，がんについて多くの研究がなされています．ここではがんの発生，増殖，見分け方の概要について解説します．

がんが発生するしくみと特徴

私たちの体は多くの細胞でできています．食事で摂取した糖質，タンパク質，脂質が分解酵素のはたらきで分解され，それを材料にし，遺伝子情報に基づいて体が作られています（**図1**）．通常はその遺伝子情報が正しく使われますが，喫煙や紫外線などさまざまな外的な原因によって遺伝子が損傷（誤った情報になる）を受けることがあります．そのときその誤りを正しい情報に戻す「**がん抑制遺伝子**」のはたらきで修復する機能があります．その修復機能により正常な細胞が継続的に作られます．しかし，さまざまな要因によってがん抑制遺伝子のはたらきが充分機能しないと，細胞ががん化します．がん化した細胞はどんどん増殖し，私たちの体の機能に悪い影響（**悪液質による食欲不振や体重減少，臓器障害など**）をもたらします．また，がん（腫瘍）の種類には「良性」と「悪性」があります．その特徴は**表1**のとおりです．

細胞分裂のしくみ

中学生の理科や高校生の生物で学習した細胞周期のしくみを少し復習します（**図2**）．

正常の細胞もがん化した細胞もこの周期と同じように増殖します．がん化した細胞の細胞周期の一部を停止させると細胞の増殖を抑えることができます．

大きく分けると2つのタイプの増殖の方法があります．

- **細胞周期特異性**：細胞周期の一部分ががん化の重要なタイミングになるもの．
- **細胞周期非特異性**：特定の周期によらず，がん化が起こるもの．

抗がん薬には細胞周期の一部もしくは全部を休止させるものがありますが，がん細胞だけではなく正常細胞の増殖も休止させてしまうため，副作用が生じます．その副作用は，身体の細胞のうち細胞周期の早い器官（**骨髄**や**粘膜細胞**など）に影響が出やすいという特徴があります．

がんの有無を判断するしくみ

細胞のがん化は早期には自覚症状が出ないので，定期的に調べることが大切です．がんは炎症の塊ですので，炎症の数値（CRPなど）の大きな上昇や，粘膜が障害されることで便の中に血が混じる（例 大腸がんなど）などの状況から異変を疑います．ちなみにタール便といわれる黒色便の場合は上部消化管出血（胃や十二指腸）の異変を疑います．血液検査の**腫瘍マーカー**（**図3**），**画像検査**（CTやMRI検査など），**内視鏡検査**などの精密検査を行うことで，がんを早期発見することが大切です．

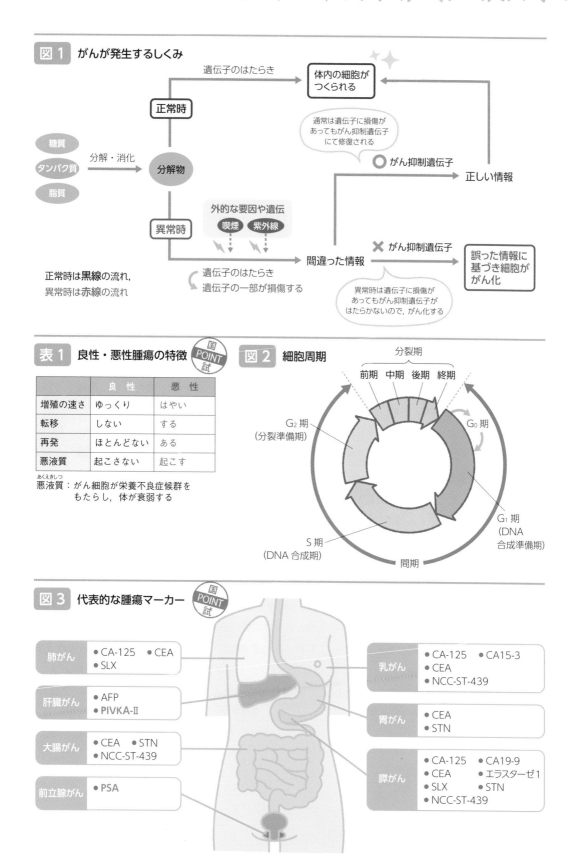

図1　がんが発生するしくみ

正常時

遺伝子のはたらき

体内の細胞が
つくられる

糖質
タンパク質
脂質

分解・消化

分解物

通常は遺伝子に損傷が
あってもがん抑制遺伝子
にて修復される

○ がん抑制遺伝子

正しい情報

異常時

外的な要因や遺伝

喫煙　紫外線

間違った情報

✕ がん抑制遺伝子

誤った情報に
基づき細胞が
がん化

正常時は黒線の流れ，
異常時は赤線の流れ

遺伝子のはたらき
遺伝子の一部が損傷する

異常時は遺伝子に損傷が
あってもがん抑制遺伝子が
はたらかないので, がん化する

表1　良性・悪性腫瘍の特徴（国試 POINT）

	良 性	悪 性
増殖の速さ	ゆっくり	はやい
転移	しない	する
再発	ほとんどない	ある
悪液質	起こさない	起こす

悪液質（あくえきしつ）：がん細胞が栄養不良症候群を
もたらし，体が衰弱する

図2　細胞周期

分裂期

前期　中期　後期　終期

G₂ 期
（分裂準備期）

G₀ 期

G₁ 期
（DNA
合成準備期）

S 期
（DNA 合成期）

間期

図3　代表的な腫瘍マーカー（国試 POINT）

肺がん
• CA-125　• CEA
• SLX

肝臓がん
• AFP
• **PIVKA-Ⅱ**

大腸がん
• CEA　• STN
• NCC-ST-439

前立腺がん
• PSA

乳がん
• CA-125　• CA15-3
• CEA
• NCC-ST-439

胃がん
• CEA
• STN

膵がん
• CA-125　• CA19-9
• CEA　• エラスターゼ1
• SLX　• STN
• NCC-ST-439

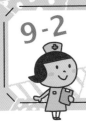

9-2 抗がん薬総論

がんの治療は外科的治療(手術)，抗がん薬治療(化学療法といいます)，放射線治療，近年注目されている免疫療法などがあります．ここでは抗がん薬による治療の進め方について解説します．

抗がん薬治療と医療事故

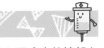

抗がん薬の使い方を間違えると重大な医療事故につながります．国内で起きた医療事故情報を収集する日本医療機能評価機構は2010年1月〜2016年3月の間で，抗がん薬に関する事故が228件(内死亡事例は20件)発生したとの調査結果を公表しました．誤薬などの事故防止のために，適切な治療計画を立てることが大切です．

抗がん薬治療の進め方とレジメン

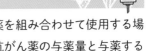

抗がん薬は1剤単独で使用することは少なく，2種以上の抗がん薬を組み合わせて使用する場合(**多剤併用療法**)が多くあります．事前に決めた薬の与薬間隔で，抗がん薬の与薬量と与薬する順番を定めた治療計画を**レジメン**といいます．

抗がん薬の治療はレジメンを使用します．レジメンには治療効果(治癒率がどれくらいか，生存期間がどれくらい延びるかなど)についての情報を得ることができ，また安全に治療を実施できるという利点があります．

治療の決定はがんの種類や転移の有無など個人差が大きいため，検査を充分に行い，総合的にどのレジメンを使用するかを判断します．そのときには複数の医師間や多職種で協議し，治療方針を決定すること(**キャンサーボード**といいます)が望ましいとされています．決定された治療方針の説明を行うときは患者にわかりやすい言葉で説明し，患者の同意を得る**インフォームド・コンセント**が大切です．また，主治医以外の医師に治療方針を相談できるしくみもあり，これを**セカンドオピニオン**(第2の意見)といいます．

図1に大腸がんに使用されるmFOLFOX6療法というレジメンを例として示します．

抗がん薬治療の注意点

抗がん薬の与薬にあたっては，高額な抗がん薬もあり(高額療養費の負担軽減の制度なども活用)，また薬剤の副作用もあることから，患者やその家族には充分に説明することが求められます．また，抗がん薬の点滴は入院ではなく，外来で行うことが多いです．注意すべき事項およびくり返しの抗がん薬の与薬に用いられる中心静脈留置カテーテルのしくみと使用目的については**図2**に示します．

図1 レジメンの例（mFOLFOX6療法）

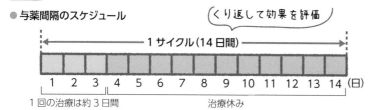

● 与薬間隔のスケジュール

くり返して効果を評価

────── 1サイクル（14日間） ──────

| 1 | 2 | 3 | 4 | 5 | 6 | 7 | 8 | 9 | 10 | 11 | 12 | 13 | 14 | （日） |

1回の治療は約3日間　　　　　　治療休み

● 1日の薬のメニュー

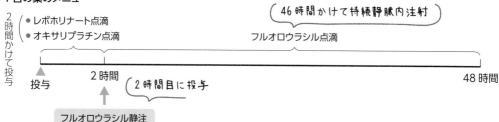

2時間かけて投与

・レボホリナート点滴
・オキサリプラチン点滴

46時間かけて持続静脈内注射

フルオロウラシル点滴

投与　　　2時間　　　　　　　　　　　　　　　　　　48時間

2時間目に投与

フルオロウラシル静注

図2 抗がん薬与薬時の注意事項　医療安全＋　国試POINT

腕の静脈などの末梢血管から抗がん薬を与薬するときは，点滴漏れがないかどうかを確認します．
中心静脈にポートを作成して与薬することもあります．
また，上腕の血管から中心静脈にカテーテルを留置するPICC（ピック）もあります．

点滴前に確認すること

① 治療について患者に充分な理解が得られているか．
② 高額な抗がん薬が多いため，患者が費用に関しての説明を受けているか．

点滴中に確認すること

① アナフィラキシー症状（血圧低下・呼吸苦・じん麻疹など）がないか．
② 気分不良はないか．
③ 刺入部の痛みはないか．
（痛みがあるときは点滴漏れを疑い，投与を止め，主治医に確認し，漏れがあれば抜く）
④ 嘔吐などの症状はないか．

点滴後～次回の点滴までの間に確認すること

① 遅発性の嘔気はないか．
② 検査値を見て，異常はないか（とくに骨髄抑制・肝機能・腎機能）．
③ 食欲はあるか．
④ 尿が出ているか．
⑤ 抗がん薬の種類によっては，脱毛はないか．
⑥ 内服と注射を併用している場合は，内服がきちんとできているか．
⑦ 口内炎などの粘膜の障害はないか．
⑧ 自宅に帰って副作用が出たときの対処方法を理解できているか．

※副作用出現のタイミングは 9-5 参照

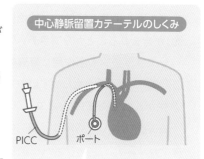

中心静脈留置カテーテルのしくみ

PICC　　ポート

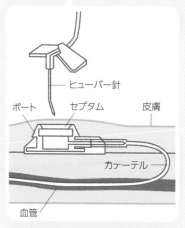

ヒューバー針

ポート　　セプタム　　皮膚

カテーテル

血管

針は自己抜針でき，入浴も可能です．

中心静脈留置カテーテルを使用する目的

● 抗がん薬の漏れの防止
● 長時間のくり返し投与
● 抗がん薬による静脈炎の防止 など

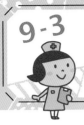

9-3 抗がん薬各論と副作用1

近年，がん細胞の増殖に関するしくみが判明し，新たな薬剤が使用されるようになってきました．ここでは代表的な抗がん薬について解説します．

遺伝子に作用してがん細胞の増殖を抑える薬

① アルキル化薬（シクロホスファミドなど）（図1）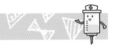

細胞に含まれる遺伝子（DNA）は，2重らせん構造をしています．1つの細胞が増殖する際にはらせん構造がほどけ1本のひも状の遺伝子が2本できます．アルキル化薬はその2重らせん構造を1本にほどけないように架橋構造（2重らせん構造の間を結びつける）をつくることで，がん細胞の増殖を抑制します．

シクロホスファミドの副作用に**出血性膀胱炎**があります．代謝物質が膀胱粘膜に障害を与えて出血するので，その予防薬であるメスナによって，代謝物質の作用による出血を防止します（**図2**）．また，性腺に影響を与え，**卵巣機能不全**や**無月経**をもたらすこともあります．

② プラチナ製剤（シスプラチンなど）

アルキル化薬と同様に，架橋構造をとり，がん細胞の増殖を抑制します．薬の構造にPt（白金）が含まれることからプラチナ製剤と呼ばれます．

シスプラチンの副作用に**腎機能障害**があり，投与前後に充分な**水分の点滴や摂取**を行います．また**嘔気・嘔吐も**発生しやすいので，吐き気止め（制吐薬）を使用します．

③ 抗がん抗生物質（ブレオマイシンなど）（図3）

遺伝子（DNA）を切断し，細胞の増殖を抑制する作用があります．副作用に**間質性肺炎**や**肺線維症**があります．

遺伝子の材料とよく似た構造の薬でがん細胞の増殖を抑える薬

④ 代謝拮抗薬（メトトレキサート，フルオロウラシルなど）（図4）

遺伝子の材料になる物質と構造がよく似た抗がん薬を体内に与薬することによって，がん細胞に取り込ませて増殖を抑える薬です．

また，メトトレキサートは抗がん薬以外に関節リウマチなど他の治療（8-6参照）にも使用されます．

図1 アルキル化薬の作用

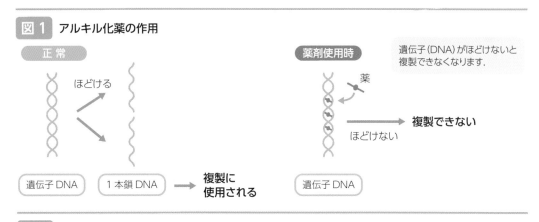

遺伝子（DNA）がほどけないと複製できなくなります.

正常

ほどける

遺伝子DNA　1本鎖DNA　→　複製に使用される

薬剤使用時

薬

ほどけない　→　**複製できない**

遺伝子DNA

図2 シクロホスファミドの副作用（出血性膀胱炎）の原因と対処方法

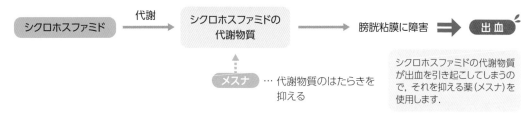

シクロホスファミド　→代謝→　シクロホスファミドの代謝物質　→　膀胱粘膜に障害　→　出血

メスナ … 代謝物質のはたらきを抑える

シクロホスファミドの代謝物質が出血を引き起こしてしまうので, それを抑える薬（メスナ）を使用します.

図3 ブレオマイシンの作用

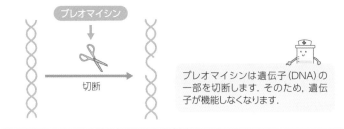

ブレオマイシン

切断

ブレオマイシンは遺伝子（DNA）の一部を切断します. そのため, 遺伝子が機能しなくなります.

図4 代謝拮抗薬の作用イメージ

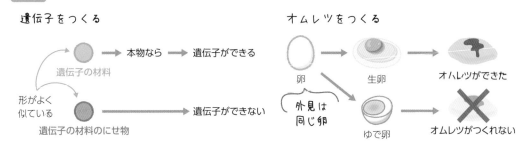

遺伝子をつくる

遺伝子の材料　→　本物なら　→　遺伝子ができる

形がよく似ている

遺伝子の材料のにせ物　→　遺伝子ができない

オムレツをつくる

卵　→　生卵　→　オハレツができた

外見は同じ卵

ゆで卵　→　✕　オムレツがつくれない

たとえば, オムレツを作ろうと卵を買いに行きました.
卵を持ちかえり ➡ 溶き卵にして ➡ オムレツを作った
これが通常の流れですが, 代謝拮抗薬を例に挙げると, オムレツを作ろうとスーパーに卵を買いに行ったが, なんとその卵はゆで卵で, オムレツを作ることができなかった.
見た目は同じ卵なのに中身が違うと目的を果たせない（細胞では増殖できない）.

それが 代謝拮抗薬 のイメージです.

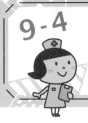

9-4 抗がん薬各論と副作用2

前節9-3に続き，代表的な薬について解説します．

増殖時の細胞分裂を阻害することでがん細胞の増殖を抑える薬

⑤ 微小管阻害薬（パクリタキセルなど）

細胞が分裂する際に染色体（遺伝子が含まれる）も分かれる準備をします．その染色体の分裂を助けるのが微小管です（図1）．パクリタキセルは微小管のはたらきを抑制することで，細胞の増殖を抑えます．

ホルモンに依存するがん細胞の増殖を抑える薬（図2）

⑥ 性ホルモン拮抗薬（乳がん；タモキシフェンなど，前立腺がん；リュープリンなど）

乳がんや子宮体がん*は女性ホルモン，前立腺がんは男性ホルモンに依存しているといわれています．それぞれのホルモンのはたらきを抑制することで，がんの増殖を抑えることができます．

*ちなみに子宮頸がんはヒトパピローマウイルスが関連しているといわれています．

正常な細胞との違いに着目してがん細胞の増殖を抑える薬（図3）

⑦ 分子標的薬（トラスツズマブなど）

医学の進歩によって正常な細胞とがん細胞の違いが少しずつわかってきました．正常な細胞にはなく，がん細胞が増殖するときにだけ産生される物質（HER2やEGFRというタンパク質）が発見されました．それらを抑制することでがん細胞の増殖だけを抑えられる薬です．

がん細胞への栄養供給を抑えて増殖を抑える薬（図4）

⑧ 血管新生阻害薬（ベバシズマブなど）

細胞の増殖には糖やアミノ酸などの栄養分が必要で，それは血管から細胞に送られます．がん細胞も同様で増殖に必要な栄養分を血管から補いますが，がんの増殖時に新たに作られる血管だけを抑制することで，がん細胞への栄養の供給を止めて，増殖を抑えます．

がん免疫療法（図5）

⑨ 免疫チェックポイント阻害薬（ニボルマブなど）

がん免疫療法は，薬が直接がん細胞を攻撃するのではありません．がん細胞が発する「免疫細胞（T細胞）のはたらきを抑える物質」を抑え，もともと体内に備わっている体の免疫力を利用して，がん細胞への攻撃力を高める治療法です．免疫チェックポイント阻害薬の特徴的な副作用（有害事象）に免疫関連有害事象immune-related Adverse Events（irAE）が発現するといわれています．具体的には皮膚，消化器系，内分泌系，神経系など，全身のあらゆる臓器に炎症性の免疫反応が発現することが報告されているので注意が必要です．

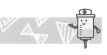

図1　細胞増殖時にはたらく微小管

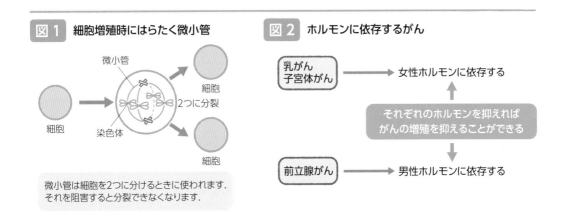

微小管は細胞を2つに分けるときに使われます.
それを阻害すると分裂できなくなります.

図2　ホルモンに依存するがん

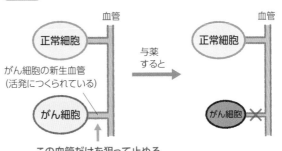

乳がん
子宮体がん → 女性ホルモンに依存する

それぞれのホルモンを抑えれば
がんの増殖を抑えることができる

前立腺がん → 男性ホルモンに依存する

図3　がん細胞にだけ現れるタンパク質

HER2　EGFR

がん細胞にしか出現しないタンパク質
（正常細胞にはない）

分子標的薬はこれらを狙って抑える

図4　がん細胞の栄養を断つ

正常細胞

血管

がん細胞の新生血管
（活発につくられている）

与薬
すると

正常細胞

血管

がん細胞

この血管だけを狙って止める

正常細胞より活発であるがん細胞の方に薬が
取り込まれやすいので, がんから先にやられていきます.

図5　がん免疫療法のしくみ

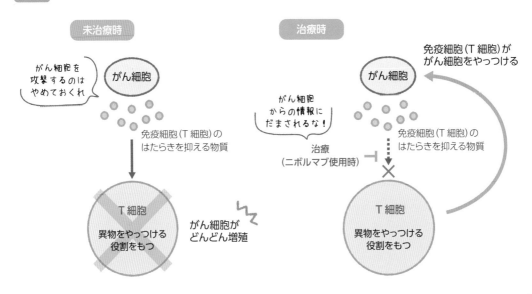

未治療時

がん細胞を
攻撃するのは
やめておくれ

がん細胞

免疫細胞（T細胞）の
はたらきを抑える物質

T細胞
異物をやっつける
役割をもつ

がん細胞が
どんどん増殖

治療時

がん細胞
からの情報に
だまされるな！

がん細胞

治療
（ニボルマブ使用時）

免疫細胞（T細胞）の
はたらきを抑える物質

T細胞
異物をやっつける
役割をもつ

免疫細胞（T細胞）が
がん細胞をやっつける

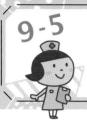

9-5 抗がん薬の副作用への対応

抗がん薬の副作用と発生時期

　抗がん薬の副作用は，発生する時期によって症状が異なります．一般的に出現しやすい時期は**表1**のようになっています．

　副作用は，治療に使用する薬の種類や患者の状態によって，その発生頻度が大きく異なります．そのため，それぞれの薬剤を与薬する前にしっかりと情報を把握することが大切です．ここでは抗がん薬の与薬によって発生する代表的な副作用をまとめます．

骨髄抑制

　抗がん薬はがん細胞だけでなく，正常な細胞の増殖も抑制するものが多くあります．とくに，盛んに増殖をくり返す骨髄が障害を受けやすいという特徴があります．

　骨髄では血液の源になる材料が作られているため，**白血球，赤血球，血小板**が減少します．それらが減少することで生じる症状と対処方法を**表2**にまとめました．

嘔気，嘔吐

　セロトニンや**サブスタンスP**などの物質の分泌が増える抗がん薬が多数あります．これらの物質が脳のCTZ（化学受容器引き金帯），あるいは消化管を刺激し，嘔吐中枢に伝わることで嘔気や嘔吐が発生し，食欲不振の原因になります．与薬後すぐに発生する場合としばらく経ってから発生する場合があります．対処方法としては，セロトニンのはたらきを抑制する薬（グラニセトロンなど）やサブスタンスPの受容体を遮断する薬（アプレピタントなど）を抗がん薬の使用前に与薬します（**図1**）．

口内炎，下痢

　抗がん薬を与薬すると，粘膜のように代謝（細胞の入れ替わり）が早い部位の正常細胞に障害が発生します．口腔内では口内炎が発生し，食欲不振の原因となり，大腸では水分の吸収低下や副交感神経を刺激して腸管運動を促進させることで下痢が生じます．

その他の副作用

　そのほか，抗がん薬の種類によりますが，以下のような副作用もあります．

- **末梢神経障害**：手足の指先にピリピリ，ジリジリするようなしびれが起こります．
- **アレルギー反応（アナフィラキシーショック），過敏症**：抗がん薬与薬後，アレルギー反応（抗原・抗体反応）によりじん麻疹，発疹，発汗，発熱などの症状が見られる場合があります．
　抗がん薬の点滴漏れ（血管外漏出）について，**図2**にまとめました．
- **食欲不振**：消化器症状（嘔気や嘔吐，粘膜障害）や精神的ストレスなど，さまざまな要因で生じます．

表1　抗がん薬与薬後に出る副作用の症状　国試POINT

日　数	症　状
投与直後 〜 投与当日	アレルギー反応（アナフィラキシーショック），血管痛，血圧低下，嘔気，嘔吐，発熱
2〜7日	遅発性の嘔気，嘔吐，食欲不振，倦怠感（だるさ）
7〜14日	口内炎，下痢，骨髄抑制（白血球減少，赤血球減少，血小板減少）
14〜28日	脱毛，手足のしびれ（末梢神経障害）

表2　骨髄抑制によって出現する副作用　国試POINT

	特　徴	対処方法
白血球減少	白血球のうち好中球が減少する	● 感染しやすくなるため，サージカルマスクの使用など感染防止を行う必要がある ● 白血球の減少には G-CSF（白血球を増やす薬）を使用する
赤血球減少	貧血が発生する（赤血球は全身に酸素を運ぶ作用がある）	動作時の転倒防止を行う．また，極端に減少した場合は輸血を行う
血小板減少	出血しやすくなる	極端に減少した場合は血小板輸血を行う

図1　抗がん薬による嘔吐が発生するしくみと治療薬

図2　抗がん薬の点滴漏れ（血管外漏出）について　国試POINT

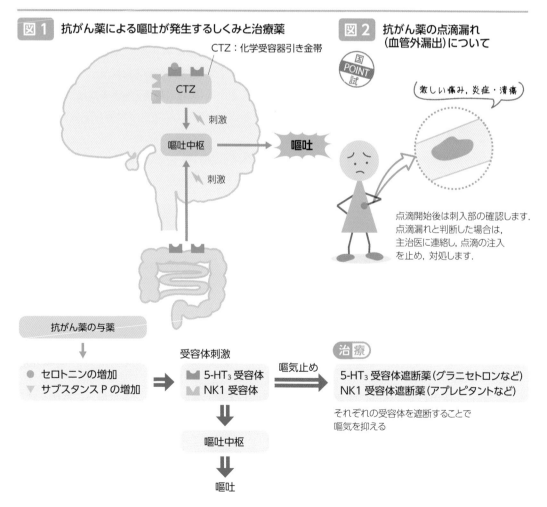

CTZ：化学受容器引き金帯

CTZ

刺激

嘔吐中枢 → 嘔吐

刺激

激しい痛み，炎症・潰瘍

点滴開始後は刺入部の確認します．点滴漏れと判断した場合は，主治医に連絡し，点滴の注入を止め，対処します．

抗がん薬の与薬

受容体刺激

● セロトニンの増加
▼ サブスタンス P の増加

⇒ 5-HT₃ 受容体
　 NK1 受容体

嘔気止め

治療

5-HT₃ 受容体遮断薬（グラニセトロンなど）
NK1 受容体遮断薬（アプレピタントなど）

それぞれの受容体を遮断することで嘔気を抑える

嘔吐中枢

⇓

嘔吐

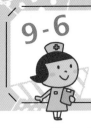

9-6　がんの痛みの特徴と評価

　がんの痛みにはいくつかの種類があり，またその程度にも変動があります．ここではおもに痛みの種類と程度を把握する方法について説明します．

痛みの伝わるしくみ

　がん細胞は痛みのきっかけとなる物質であるブラジキニンや，痛みを感じさせやすくする物質（増強物質）であるプロスタグランジンなどを生成します（8-5 図2参照）．それらの痛みに関わる物質の相乗効果によって痛みを感じます．また，細胞が障害を受けると痛みの伝達物質といわれるサブスタンスP（抗がん薬与薬による嘔気にも関わっています）が分泌され，痛み刺激が脳へ伝わっていきます．

体性痛，内臓痛，神経障害性疼痛と治療

　痛みは，皮膚や筋肉や関節などが痛む「**体性痛**」，臓器のがん細胞が原因で痛む「**内臓痛**」，がん細胞の神経損傷や神経の圧迫などによって痛む「**神経障害性疼痛**」があります（**表1**）．痛みは神経と神経伝達物質が関わっています．それぞれの痛みを評価し，薬を選択しなければなりません．それぞれの特徴や治療に関しては次節 9-7 にて紹介します．

　がんの痛みは常に感じる**持続痛**と，痛みが急に現れる**突出痛**があります（**図1**）．それぞれに対応が必要で，持続する痛みに対しては長時間効果が続く薬（**基本投与・定期投与**）を決められた時間に，突出痛に対しては服用後すぐに効果が期待できる薬（**臨時追加薬・レスキュー**）を使用します．突出痛が頻回に発生する場合は，薬剤の増量を検討します（基本投与の薬が少ないという判断になります）．

　一般的には臨時追加薬（レスキュー）の1回量は基本（定期）投与の1日量の10〜20％（1/6を目安としています．（例）基本投与モルヒネ 60mg/ 日→臨時追加薬モルヒネ 10mg/ 回

痛みの把握の方法

　患者自身は痛みの強さを把握できますが，本人以外は痛みの程度を把握することは困難です．痛みの評価の方法を統一しなければ，非常にアセスメント（総合的な評価）が難しくなります．現在一般的に用いられている評価法を紹介します．

● NRS法，VAS法：疼痛を患者自身が主観的に0（無痛）から10（激痛）の11段階で表す方法です（**図2**）．

● Face scale（フェイススケール）法：数字での表現が難しい場合は顔の症状で判断する方法です（**図3**）．

　これらを使用して経時的に情報を収集し，評価します．痛みが強い場合は痛みの原因を評価し，薬剤の増量などを検討します．

表1　痛みの種類と特徴 （国試POINT）

痛みの種類	痛みの感じ方	おもな痛みの関連原因物質
体性痛	ズキズキするような痛み	ブラジキニン，プロスタグランジン，痛みの伝達物質（サブスタンスPなど）
内臓痛	ギューと絞られるような痛み	痛みの伝達物質（サブスタンスPなど）
神経障害性疼痛	ビリビリ，ビリビリ，チクチクする痛み	痛みの伝達物質（グルタミン酸，サブスタンスP）

図1　持続痛と突出痛

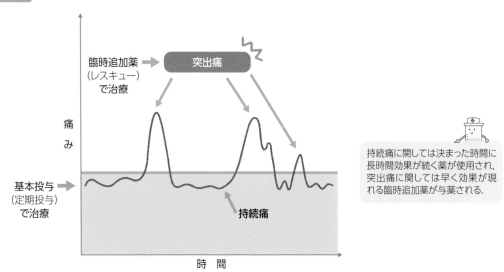

持続痛に関しては決まった時間に長時間効果が続く薬が使用され，突出痛に関しては早く効果が現れる臨時追加薬が与薬される.

図2　NRS法，VAS法 （国試POINT）

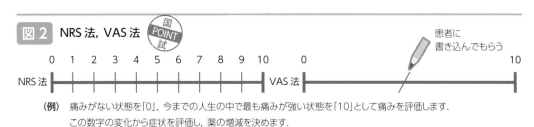

（例） 痛みがない状態を「0」，今までの人生の中で最も痛みが強い状態を「10」として痛みを評価します.
この数字の変化から症状を評価し，薬の増減を決めます.

図3　Face scale法 （国試POINT）

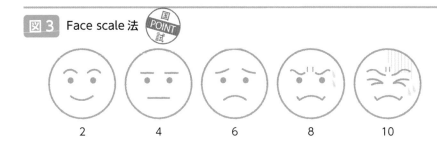

2	4	6	8	10

0	全く痛みがない	2	ほとんど痛みはなく，快適な状態
4	軽度の痛みがあり，少し辛い	6	中程度の痛みがあり，辛い
8	かなり痛みがあり，とても辛い	10	耐えられないほど強い痛みがある

数字での把握が難しい場合は，上記のようなスケールで評価します.

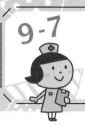

9-7 がんの痛みの種類と治療

　がんは炎症の塊で痛みを伴います．前節9-6で登場した体性痛，内臓痛，神経障害性疼痛は，がんの種類や進行度によって混在することがよくあります．きちんと痛みの種類を評価し，治療を開始し，継続的に評価，調節することが大切です．

体性痛の治療薬

　体性痛は，皮膚・骨・関節・骨格筋・腹膜や胸膜などの器官が外傷を受けたり，炎症が起きたりすることで発生します．外傷や炎症でプロスタグランジンや，痛みの神経伝達物質であるサブスタンスPが分泌され，痛み刺激が神経を通じて脳へ伝わります．痛みを抑えるには炎症に関わるプロスタグランジンなどの物質の抑制が中心で，**非ステロイド性抗炎症薬やアセトアミノフェン**が使用されます．

　非ステロイド性抗炎症薬やアセトアミノフェンなどを使用しても充分な効果が得られないような強い体性痛では，神経伝達物質のサブスタンスPを抑えるブプレノルフィンやペンタゾシン（いずれも麻薬ではありません）や医療用麻薬を使用します．

内臓痛の治療薬

　内臓痛は消化器（食道〜胃〜小腸〜大腸），胆管・胆のう，膀胱，尿管などといった管腔臓器（筒状臓器）に炎症や閉塞が起こることで痛みが発生します．また，肝臓・腎臓・脾臓・すい臓などの膜を有する臓器（固形臓器）は，炎症や腫瘍が発生すると，臓器の平滑筋が伸びたり縮んだりするときに痛みが発生します．痛みは神経伝達物質（サブスタンスP）の分泌・伝達により，体性痛と同様に痛み刺激が神経を通じて脳に伝えられます．

　内臓痛の抑制にはサブスタンスPなどのはたらきを抑えることが重要です．そのサブスタンスPのはたらきを抑える薬が**オピオイド受容体刺激薬**（刺激すると痛みを抑える神経がはたらく）であり，医療用麻薬と呼ばれます．医療用麻薬には**弱オピオイド薬**（コデインやトラマドールなど）や**強オピオイド薬**（モルヒネ，オキシコドン，フェンタニルなど）があります．オピオイド受容体には数種類あり，薬によって作用する受容体が異なり，副作用の発現に特徴があります（**図1，表1**）．

神経障害性疼痛の治療薬

　神経障害性疼痛は脊髄などの中枢神経系や末梢神経の機能に異常をきたして生じる痛み（ビリビリする，ジンジンする痛み）です．痛みの神経伝達物質として，グルタミン酸があり，そのはたらきを抑えるNMDA受容体拮抗薬を**鎮痛補助薬**として用います（**表2**）．

図1　オピオイド受容体の特徴

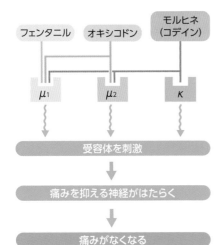

痛みの抑制以外の受容体の特徴

μ_1（ミュー）：多幸感・悪心・嘔吐

μ_2（ミュー）：鎮静・依存・呼吸抑制・消化管運動抑制

κ（カッパー）：鎮静・依存・呼吸抑制・悪心・嘔吐

⇓

副作用の原因になる

受容体を刺激
↓
痛みを抑える神経がはたらく
↓
痛みがなくなる

フェンタニル はモルヒネ・コデインに比べ，消化管の蠕動運動の抑制がないため（μ_2を刺激しない），便秘が発生しにくいという特徴があります．

コデイン は体内で代謝されモルヒネになります（**5-2 図3**参照）．

表1　オピオイド薬の特徴

代表的な弱オピオイド薬（弱い医療用麻薬）の特徴

薬の名前	特　徴
コデイン	濃度の濃いものを使用する（濃度の薄いものは咳止めとして使用される）．副作用の便秘に注意
トラマドール	モルヒネの効力の1/5

代表的な強オピオイド薬（強い医療用麻薬）の特徴

薬の名前	特　徴
モルヒネ	内服薬，注射薬，座薬など剤型が豊富．便秘，嘔気・嘔吐，傾眠などの副作用がある．肝臓で代謝され，副作用の原因になる物質が，腎機能の悪化時に体内に蓄積しやすくなるので，腎機能が悪い場合には使いづらい
オキシコドン	内服薬，注射薬がある．肝臓で代謝される
フェンタニル	基本（定期）投与として貼付剤（1・3日間用），臨時追加薬（レスキュー）として舌下薬・バッカル剤（歯茎にはさむ）がある．いずれも肝臓を通過せず血中に入る

医療用麻薬の管理については **1-8** 参照．

表2　神経障害性疼痛の薬

薬の名前	特　徴
プレガバリン	神経の伝達に関わるグルタミン酸のはたらきを抑える NMDA 受容体拮抗薬．副作用に眠気・ふらつきがある．腎機能が悪い場合，薬が蓄積することがあるため，腎機能を考えて薬の量を減らす必要がある
メサドン	強オピオイド薬であり，グルタミン酸のはたらきを抑える NMDA 受容体拮抗薬でもある．がん性疼痛の治療に精通した登録医師によってのみ処方が可能

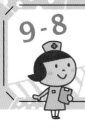

9-8 WHO方式三段階除痛ラダーと薬の使い方

　がんの痛みに対する治療には3つの目標があります（**図1**）．順に対応していくことで患者のクオリティ・オブ・ライフ Quality of Life（QOL）（生活の質）の確保にとりくみます．

　WHO（世界保健機関）は医療に関わるさまざまな情報の収集，整理，提供を行っている機関です．

　痛みの原因，種類や程度によって使用される薬剤は異なりますが，WHO方式三段階除痛ラダーと鎮痛薬を適切に使用するための4つの原則があり，これに基づいて治療を行います（**図2，3**）．

1. 経口薬が基本

　入院中，退院後など治療方法が異なることのないように，患者が困ることなく飲める内服薬を使用するのが基本です．飲み込めない場合などは，貼り薬や注射薬，坐剤を使用します．

2. 与薬時間を決めて定期的に

　がんの痛みは出現すると非常につらいので，できる限り痛みが出ないように一定の間隔（たとえば8，12，24時間ごと）で与薬することが大切です．痛みを予防するという考え方で治療を進めます．

3. それぞれに個別の対応

　痛みの強さや感じ方には個人差があるため，痛みが充分にとれる量を与薬することが大切です．がんの種類や余命によって薬が選ばれることはありません．

4. そのうえで細かい配慮をもって

　がんの痛みをとるだけでなく，吐き気や便秘などの副作用に注意して，これらを予防することが大切です．また，患者の状態の変化を評価しながら，鎮痛薬の使用方法を検討しなければなりません．

図1　がんの痛みに対する3つの目標

| 第1目標 | 痛みに妨げられない夜間の睡眠 |

| 第2目標 | 安静時の痛みの消失 |

| 第3目標 | 体動時の痛みの消失 |

図2　WHO方式三段階除痛ラダー　国試POINT

鎮痛薬は下に示した「WHO方式三段階除痛ラダー」に基づいて選択します．
痛みの強さによっては第二，第三段階（フロア）からスタートします．

中等度から強度の強さの痛み
第三段階（3階フロア）

軽度からの中等度の強さの痛み
第二段階（2階フロア）

強オピオイド薬
- モルヒネ　　● タペンタドール
- フェンタニル ● メサドン
- オキシコドン ● ヒドロモルフォン

軽度の痛み
第一段階（1階フロア）

弱オピオイド薬
● コデイン　　　● トラマドール
（その他：少量のオキシコドン）

非オピオイド鎮痛薬（NSAIDs：エヌセイズ，アセトアミノフェン）

必要であれば鎮痛補助薬

一般的に非オピオイド鎮痛薬は第二，三段階では組み合わせて使用される．

図3　鎮痛薬を適切に使用するための4つの原則

❶ by mouth	⟷	経口薬が基本
❷ by the clock	⟷	与薬時間を決めて定期的に
❸ for the individual	⟷	それぞれに個別の対応
❹ with attention to detail	⟷	そのうえで細かい配慮をもって

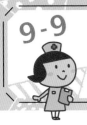

9-9 医療用麻薬の副作用対策

医療用麻薬の副作用は出現する頻度が異なり，**便秘**が最も多く，次いで**嘔気・嘔吐**，**眠気**などがあります．頻度は少ないですが重大な副作用に**呼吸抑制**があります．副作用が強い場合はオピオイドスイッチ（医療用麻薬の変更）を行います．ここでは症状と対策について解説します．

便 秘

発生頻度が一番多い副作用です．医療用麻薬には消化管の蠕動運動を抑えるはたらきがあり，使用している多くの人に症状が現れます．薬を使用している間は継続して症状が現れます．
【対策】オピオイド鎮痛薬を使い始めたときから下剤を定期的に使用します（**表1** および **6-2** 参照）．排便の頻度（回数）だけでなく，便の硬さにも影響するため，排便の頻度と便の硬さの調節の両方に注意が必要です．便の形状の表現に**ブリストルスケール**があります（**図1**）．
便秘が長期間続く場合はグリセリン浣腸を与薬します．注意事項を**図2**に示します．

嘔気・嘔吐

医療用麻薬を初めて使用したときや薬の量や種類を変更したときに，数日〜2週間程度みられます．3〜6割の人に現れ，症状の多くは吐き気止めの薬で抑えることができます．
【対策】医療用麻薬を使い始めると同時に，吐き気止めを1〜2週間程度は一緒に使います．嘔気・嘔吐は，医療用麻薬以外の薬でも起こり，抗がん薬や放射線治療によっても生じることがあります．原因によって使用する薬が異なります（**表2** および **6-2** 参照）．

眠 気

眠気は医療用麻薬の使い始めや増量したときに現れます．服用開始後1週間程度で軽減することが多いです．その後も眠気が続く場合は医療用麻薬以外の原因についても調べる必要があります．
【対策】眠気が非常に強い場合は，医療用麻薬の量を減らす，または種類を変更します．ただし，痛みが原因で不眠が続いていた人は痛みがとれたあと，睡眠時間が長くなることがあります．この場合は寝不足が解消されれば改善しますので，とくに対策をとる必要はありません．

呼吸抑制

頻度は非常に少ないのですが，命にかかわるので注意が必要です．とくに与薬初期や増量時は注意深く呼吸回数を観察する必要があります．
【対策】医療用麻薬を中止し，作用を抑えるために拮抗薬（ナロキソン）を使用します．徐放薬や貼付薬を使用していた場合は，薬の作用時間が長いため，呼吸回数を観察しながら，拮抗薬をくり返し使用する必要があります．

表1　便秘に使用される代表的な薬

薬の種類	特　徴
酸化マグネシウム	塩類下剤で腸管内の水分を保ち，便を柔らかくする．食後に服用する
ピコスルファート，センノシド	刺激性下剤で腸の蠕動運動を促し，便の排泄を促す．眠前に服用すると効果的である（副交感神経のはたらきで睡眠中に蠕動運動を起こすため，その作用を増強する）
ナルデメジン	脳のオピオイドμ受容体に作用せず，腸管のオピオイドμ受容体のみ遮断し，便秘を抑える

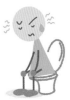

図1　ブリストルスケール（便の形状と水分量）

タイプ	1	2	3	4	5	6	7

形状：コロコロ便　硬い便　やや硬い便　普通便　やや柔らかい便　泥状便　水様便

図2　グリセリン浣腸使用時の注意事項

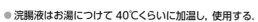 40℃くらいのお湯

● 浣腸液はお湯につけて40℃くらいに加温し，使用する．
● 左側臥位（左側を下に横向きに寝る）で，成人で5〜6cm，小児は3〜6cmくらいを目安に挿入する．

 立位では使用しない（直腸損傷の危険があるため）

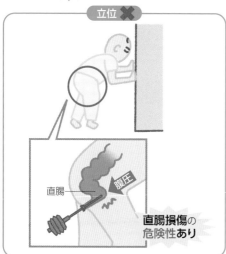

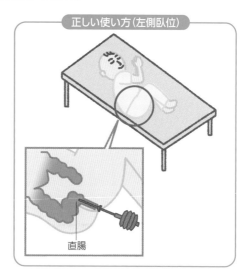

表2　嘔気・嘔吐に使用される代表的な薬

薬の種類	特　徴
プロクロルペラジン	オピオイド薬によって引き起こされる嘔気・嘔吐にはドパミンが関わっており，プロクロルペラジンはそのはたらきを抑える作用がある．ただし，ドパミンを抑え過ぎることで，錐体外路障害（手足が震えるなど）が起こることがあるため注意する

その他，ドパミンのはたらきを抑える薬としてメトクロプラミドやドンペリドンなどもある．

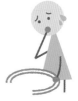

第9章　章末問題

　次の問題について，説明の内容が正しいかどうか○か✕で答えよ.

① 日本人の死因の第1位は肺炎である.

② 腫瘍マーカーのうちPSAは肝臓がんの指標である.

③ アルキル化薬は遺伝子DNAを切断することでがん細胞の増殖を抑える.

④ 乳がんは女性ホルモン依存のがんであり，女性ホルモンのはたらきを抑える薬が使用される.

⑤ 免疫チェックポイント阻害薬はがん細胞を直接的に死滅させる作用がある.

⑥ 抗がん薬の副作用に骨髄抑制がある.

⑦ がんの痛みの抑制にはまず医療用麻薬を使用する.

⑧ モルヒネの副作用に便秘がある.

⑨ フェンタニルのバッカル錠は突出痛に用いられる.

⑩ 神経障害性疼痛には第一に医療用麻薬が使用される.

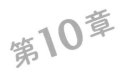

感染症と治療

　感染症の原因になる病原体は細菌だけではなく，ウイルスや真菌などもあります．通常は悪い影響を及ぼす病原体が体内に侵入すると免疫機能がはたらき，病原体を排除する機能があります．しかし，免疫機能が低下していると感染症を引き起こします．

　そもそも感染症の問題点は細菌などの病原体が目に見えないことです．通常は手がドロドロに汚れている状態で食事を摂ることはなく，手を洗います．同じように，院内での業務時に手洗いや手指消毒をきちんと行わないと患者さんから患者さんへ病原体を拡げてしまい（これをアウトブレイクといいます），病原体の運び屋になってしまうことがあります．免疫力が低下している患者さんにとって重大な問題になります．

　本章では，体にとって良くない症状を引き起こす細菌などの病原体，およびそれに感染した場合の治療，感染を拡大させないための手段（おもな病原体の拡散の特徴，消毒薬）について学んでいきます．

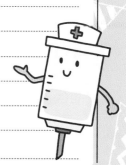

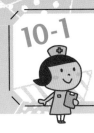

10-1 感染症の考え方と細菌の種類

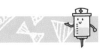

感染症治療の考え方

感染症の考え方ですが，実はシンプルです．体内に侵入した外敵が**何で，どのようにやっつけるか**ということが大切です．たとえば，悪いナメクジ（外敵）が家（体内）に侵入したとします．家の中のナメクジをやっつける方法は以下のようなものが挙げられます（**10-2 図2**参照）．

① 塩をかける

② 殺虫スプレー（ナメクジ用）をかける

③ くん煙剤（バルサン®など）を使う

④ 家ごと燃やす

⑤ 町内すべてを燃やす

いずれの方法でも悪いナメクジをやっつけることができます．しかし ④ や ⑤ は後々のことを考えると生活できなくなってしまうので良い方法ではありません．感染症治療はその「悪いナメクジ」にあたる生き物（病原体）が何か，またどのようにしてやっつけるか（どの薬を使うのか）を考えることです．

「悪いナメクジ」にあたる生き物（病原体）と薬について順に解説します．

感染症と抗菌薬

さまざまな細菌やウイルスなどの病原体が存在しますが，私たちの体は免疫機能により守られています．免疫機能が低下している場合，あるいは病原性が強い場合は体に感染症として発症（一般的には発熱や脈拍の増加など）します．とくに小児や高齢者などで免疫力が低下した人は感染症を引き起こしやすい（日和見感染症といいます）ので注意が必要です．

細菌とヒト（動物）では細胞の構造に違いがあります（**表1**）．その違いに注目して，ヒト（動物）には影響を与えず，細菌だけを死滅させるような薬が抗菌薬です．

細菌を見分けるしくみ

細菌には細胞壁がありますが見えないため，見分ける方法の一つにグラム染色という方法があります（**図1**）．細菌に染色液をかけると，リトマス試験紙のように性質の違いで色のつき方がかわります．細菌の細胞壁の構造の違いで，青紫色（**グラム陽性菌**）と赤色に染まるもの（**グラム陰性菌**）に区別でき，形では丸い形の細菌と少し細長い細菌とに分けられます（**表2**）．つまり，色の染まり方で2種類，形で2種類の4つの組み合わせに分類できます．またそれらの4つ以外の細菌（**マイコプラズマ**〔肺炎を引き起こす〕など）も存在します．

その他，グラム染色では染色されない微生物としてクラミジア〔性器クラミジア感染症など〕やスピロヘータ〔性感染症をひきおこす梅毒トレポネーマなど〕もあります．医療施設で比較的遭遇しやすい菌を**表3**にまとめました．

なお，クロストリジウム・ディフィシルは広く知られた細菌ですが，近年の遺伝子研究による解析で，クロストリジオイデス・ディフィシルと呼ばれるようになってきました．

表 1　細菌とヒトの細胞の構造の違い

	細菌	ヒ　ト
細胞壁の有無	ある	ない
リボソーム（タンパク質をつくる器官）の形	それぞれ異なる	
遺伝子をつくる酵素	それぞれ異なる	

図 1　細菌の見分けかたと分類

グラム染色（色素を菌に塗布した時）

青紫色に染色されるもの：グラム陽性菌

赤色に染色されるもの：グラム陰性菌

球菌と桿菌

 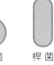

球菌　　　桿菌

丸い菌を球菌，細長い菌を桿菌という．
球菌が連なっているものを連鎖球菌という．

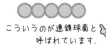

こういうのが連鎖球菌と
呼ばれています．

表 2　グラム染色で分けられる代表的な菌

細菌はグラム染色によって，以下の（グラム染色の2種類×形の2種類）4つの分類ができます．

分　類	代表的な菌
グラム陽性球菌	表皮ブドウ球菌，黄色ブドウ球菌，肺炎球菌，メチシリン耐性黄色ブドウ球菌（MRSA），腸球菌など
グラム陽性桿菌	結核菌*，クロストリジウム・ディフィシル（CD）など
グラム陰性球菌	髄膜炎菌，淋菌など
グラム陰性桿菌	緑膿菌，アシネトバクター，大腸菌など

*結核菌はグラム陽性桿菌ですが，色がつきにくいので，チール・ネルゼン染色という特殊な方法で染色します．

表 3　医療施設で比較的遭遇しやすい菌

菌　名	特　徴
表皮ブドウ球菌	ヒト（動物）の皮膚や鼻腔に存在する細菌
黄色ブドウ球菌	ヒト（動物）の皮膚や腸内に存在する細菌．伝染性膿痂疹（とびひ）や蜂窩織炎（ほうかしきえん）の原因菌
肺炎球菌	肺炎の原因になる細菌．数珠状につながっている肺炎連鎖球菌もある
メチシリン耐性黄色ブドウ球菌（MRSA）	健康なヒトの鼻腔，咽頭，皮膚などに存在する．効果のある抗菌薬は少なく，限定される
緑膿菌	院内感染の原因菌となる．名前のとおり，緑色の色素を出す菌
腸球菌	ヒトや動物の腸内に存在する常在菌の一種で，免疫力が低下した場合に発症する
クロストリジオイデス・ディフィシル（CD）	● 健康な成人の5〜10％，入院患者では約25％の糞便中から検出される ● 嫌気性*で芽胞を形成するグラム陽性の桿菌で，消毒薬の効果がないため手洗いが重要である ● 菌が発するトキシン（毒素）が下痢の原因となる
アシネトバクター	自然界にも広く分布し，病院内環境からの検出も多い

*嫌気性：細菌の生活環境について（好気性菌と嫌気性菌）
　細菌は酸素の有無によって生息できるものとできないものがあり，好気性菌は酸素が必要です．
　嫌気性菌は以下のような菌があります．

● 偏性嫌気性菌（クロストリジウムなど）：酸素があると生存できない
● 通性嫌気性菌（大腸菌・腸球菌など）：多少酸素があっても生存できる

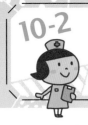

10-2 細菌感染症治療のきほん

世の中にはさまざまな細菌が存在しているので，それぞれに応じた薬の使い方があります．その方法について解説します．

抗菌薬の選択

抗菌薬がどの細菌に対して効果があるのかを定めたものを**抗菌スペクトル**といい，「狭い」「広い」という表現を用います（**図1**）．

狭域スペクトルは限られた細菌にしか効果を示さず，広域スペクトルは多くの細菌に効果を示します．広域スペクトルばかりを使用すれば良いと思うかもしれませんが，多用や長期の連用により細菌の変異（特性が変わる）などが起こり，抗菌薬が効きにくくなることがあります．これを**薬剤耐性（AMR）**といいます（**図2**）．それを避けるためには，細菌の種類に適応した抗菌薬の使用が求められます．一般的な抗菌薬治療の流れを**表1**にまとめました．

感染症発症時にすぐに細菌を判断するために，前節**10-1**で説明したグラム染色（すぐに結果が判明し，ある程度の細菌の種類の推測が可能になります）や血液，喀痰，尿，便などの培養（結果が出るまでに時間を要します）を行い，培養結果より，細菌を同定（細菌の種類の把握）します．

培養結果が出るまでには時間を要するため，早く治療しなければ症状が悪化することも考えられます．そのため，症状による診断や重症度から，この細菌が感染症を起こしているのだろうと推定して治療を開始することがあります．これを**経験的使用**といいます．まずは治療を開始し，後に出た培養結果を参考にして抗菌薬が効くかどうかの感受性を判断します．その場合に広域スペクトルを有する抗菌薬から狭域スペクトルを有する抗菌薬へ変更することを**デ・エスカレーション**といいます．

抗菌薬が届くかどうか

感染症の抗菌薬治療で大切なことは，細菌がどこに潜んでいるのかです（**フォーカス**といいます）．

細菌を死滅させる効果があっても，抗菌薬が細菌の潜んでいる病巣に届かなければ意味がありません．そのため，抗菌薬を選択する場合には，細菌の感受性と組織移行性（薬が届くかどうか）を考える必要があります（**図3**）．つまり，体のどこに感染症の原因となる細菌がいるのかを考え，また移行性を考慮して抗菌薬を選択します．

図1　広域スペクトルと狭域スペクトルのイメージ

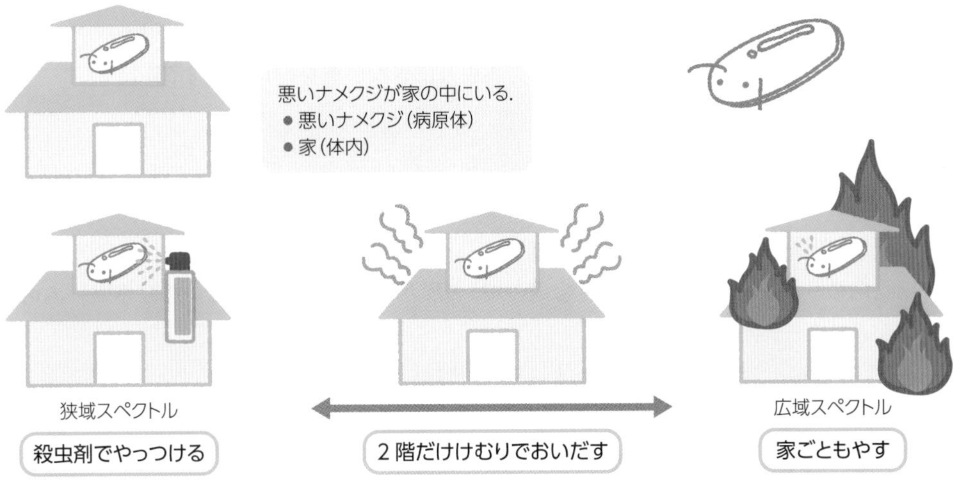

悪いナメクジが家の中にいる.
● 悪いナメクジ(病原体)
● 家(体内)

狭域スペクトル
殺虫剤でやっつける

2階だけけむりでおいだす

広域スペクトル
家ごともやす

図2　薬剤耐性(AMR)の例

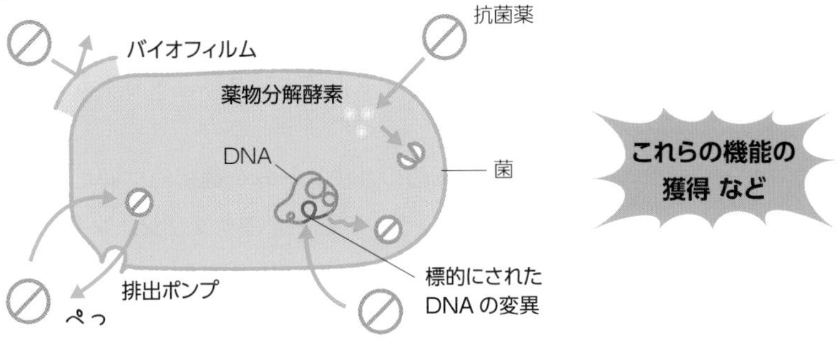

バイオフィルム

抗菌薬

薬物分解酵素

DNA

菌

これらの機能の
獲得 など

排出ポンプ

ぺっ

標的にされた
DNAの変異

表1　おおまかな抗菌薬治療の流れ

① 熱や脈拍の増加, 感染症を疑う部位の画像検査などで感染症かどうかの判断を行う
② 培養検査を行う(グラム染色が実施できればおおまかな菌種を推測できる)
③ 経験的な抗菌薬治療を行う(症状が軽症のときは培養結果を待つ)
④ 培養結果が出た場合に, 現在の治療で問題ないかを確認し, 抗菌薬の治療の評価を行う
⑤ 感染症の評価を継続的に行う

図3　抗菌薬の組織移行性

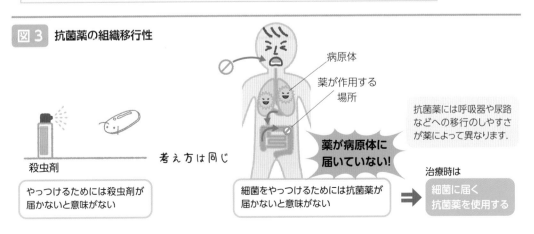

病原体

薬が作用する
場所

抗菌薬には呼吸器や尿路
などへの移行のしやすさ
が薬によって異なります.

薬が病原体に
届いていない!

殺虫剤

考え方は同じ

やっつけるためには殺虫剤が
届かないと意味がない

細菌をやっつけるためには抗菌薬が
届かないと意味がない

治療時は

➡ 細菌に届く
抗菌薬を使用する

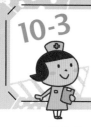

10-3 抗菌薬治療のしくみとはたらき

抗菌薬の効果のしくみを理解するには，細菌とヒトの体のつくりの理解が大切です．特徴の違いに着目して細菌のみに作用し，ヒトに影響を及ぼさない薬を使用します（**図1**）．

抗菌薬の効果のしくみ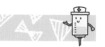

10-1で学んだ細菌とヒトの違いを復習します．

- 細菌には細胞壁があるが，ヒトにはない．
- 細胞内のリボソーム（タンパク質合成の場）の形が異なる．また，ヒトのリボソームの方が細菌より大きい．
- 遺伝子の合成に関わる酵素が異なる．

それぞれの違いに着目して薬が作られています（抗菌薬の具体的な薬の分類・使い分けはp.160「**レベルUP♪感染症治療**」にまとめました）．

① 細胞壁合成阻害薬

細菌には細胞壁がありますが，ヒトにはないため，細菌の細胞壁を破壊し，ヒトに影響のない薬を使用します．βラクタム系（ペニシリン系・セフェム系・カルバペネム系）などの薬があります．βラクタム系とは，抗菌薬の構造の一部にβラクタム環という構造を有するものです．

② タンパク質合成阻害薬

細菌とヒトではリボソームの形が異なるので，細菌のリボソームを選択的に抑えます．

アミノグリコシド系・テトラサイクリン系・マクロライド系・オキサゾリジノン系があります．

③ 核酸合成阻害薬

細菌の遺伝子増殖に関わる酵素（DNAジャイレースという酵素）を阻害し，増殖を抑えます．ヒトの遺伝子の増殖には影響しません．ニューキノロン系があります．

④ その他の薬

葉酸合成阻害薬（サルファ薬）や，細菌の遺伝子（DNA）を切断して増殖を抑える薬もあります．

抗菌薬と菌交代症

私たちは細菌などの微生物と共存しています．すべての微生物が体にとって悪いものではなく，ヨーグルトに含まれるビフィズス菌や，納豆に含まれる納豆菌など，発酵食品から健康に良い菌を摂食しています．

しばしば抗菌薬治療により，体にとって有益なはたらきをしている腸内細菌などが死滅し，下痢や新たな感染症などを引き起こすことがあります．これを**菌交代症**といいます（偽膜性大腸炎など）．その予防には整腸薬（プロバイオティクス）の服用や，菌交代症が発症した場合には抗菌薬の中止と治療を考慮します（**図2**）．

図1　抗菌薬の効果のしくみ

① 細菌には細胞壁があるが, ヒトにはない

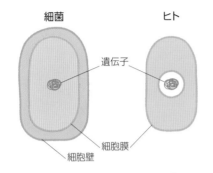

抗菌薬は細菌にしかない細胞壁を破壊する

② 細胞内のリボソーム（タンパク質合成の場）の形と大きさが異なる

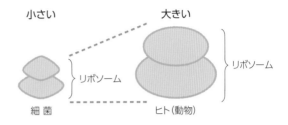

抗菌薬は細菌のリボソームを破壊する
（リボソーム：タンパク質をつくるところ）

③ 遺伝子の合成に関わる酵素が異なる

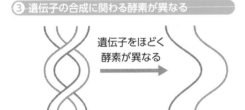

抗菌薬は細菌の増殖に関わる酵素のみを破壊する

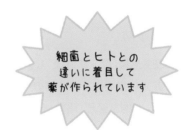

細菌とヒトとの違いに着目して薬が作られています

図2　抗菌薬と菌交代症

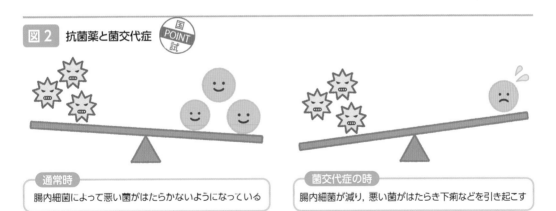

通常時
腸内細菌によって悪い菌がはたらかないようになっている

菌交代症の時
腸内細菌が減り, 悪い菌がはたらき下痢などを引き起こす

例　抗菌薬を飲んだ場合

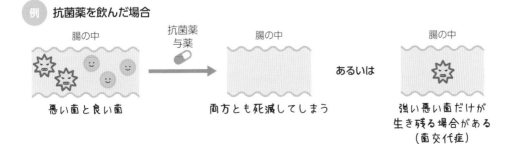

悪い菌と良い菌

抗菌薬
与薬

両方とも死滅してしまう

あるいは

強い悪い菌だけが生き残る場合がある
（菌交代症）

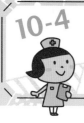

10-4 結核

結核の初期症状はかぜの症状とよく似ており，放置するとほかの人にも感染するので注意が必要です（図1）．日本では，結核は第2次世界大戦後に患者数が減少しましたが，現在も患者は存在します．とくに免疫機能が低下しやすい高齢者に多い感染症です（表1）.

結核菌

結核菌は色素に染まりにくく，酸で処理しても脱色しにくいため**抗酸菌**と呼ばれています．結核菌の感染症は健常人では免疫力のはたらきによって即時に発症しないこともあり，そのような状態を**潜在性結核感染症（LTBI）**（図2）といいます．発症することなく生涯を終えることもありますが，免疫力が低下するような疾患，薬物治療，加齢によって発症する可能性があるので注意が必要です．早期に発見し，治療することが感染拡大防止につながります．

結核菌による感染症は，肺結核以外にも肺外結核（結核性髄膜炎，腸結核，脊椎カリエス）があります．

感染拡大の予防

結核菌は**空気感染**（飛沫核感染）します（図3）．とくに咳やくしゃみなど水分を含んだ飛沫状態で感染力が非常に強いので，予防のために患者には**サージカルマスク**の装着，医療従事者は**N95マスク**を装着し，個室管理（隔離）を行う必要があります（10-8 図2参照）.

検査方法

結核菌の有無の判定は画像検査，痰の採取・塗抹検査による喀痰中の結核菌の量，血液検査のIGRA（インターフェロンγ）検査，核酸増幅検査（PCR）などを行い総合的に判断します．

結核の治療

結核菌感染は1つの薬剤ではなく，**数種類の薬を組み合わせて治療**を行います．また与薬期間は基本的に6ヵ月ですが，患者の病状や経過によって長くなることがあります．決められた期間に与薬しないと治療効果が充分に得られないだけでなく，結核菌が耐性化する可能性があるので，きちんと継続した服用が必要です．結核患者には，**DOTS**（直接監視下短期化学療法；与薬を直接確認する方法）を積極的に活用し，適正な治療を実施するために必要な支援を行うこともあります．

結核菌に対する抗菌薬の分類・使い分けをp.160「**レベルUP 🎵 感染症治療**」にまとめました．

図1 結核の初期症状

せき　　　微熱　　　倦怠感
　　　　　　　　　　（だるさ）

2週間以上続く

かぜの症状と似ている

表1 結核登録者情報調査年報集計（2021年）

年次別・年齢階級別　新結核罹患率

区　分	割合（%）	区　分	割合（%）
0〜4歳	0.1	40〜49歳	5.6
5〜9歳	0.0	50〜59歳	7.3
10〜14歳	0.1	60〜69歳	9.3
15〜19歳	0.9	70〜79歳	19.5
20〜29歳	8.1	80〜89歳	29.9
30〜39歳	5.2	90歳以上	14.2

多い

結核感染と診断された患者は高齢者の方が多いことがわかります．

図2 結核感染症と潜在性結核感染症（LTBI）

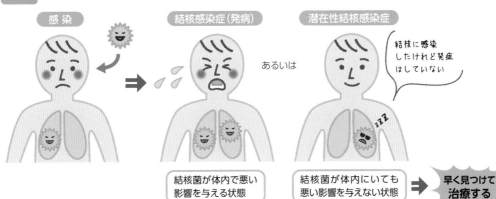

感染　　　結核感染症（発病）　　あるいは　　潜在性結核感染症

結核に感染したけれど発症はしていない

結核菌が体内で悪い影響を与える状態

結核菌が体内にいても悪い影響を与えない状態　➡　**早く見つけて治療する**

図3 結核菌の飛散

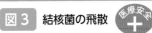
医療安全

痰・だ液などの水分　飛沫

空気中から落下するまでに水分が蒸発　飛沫核

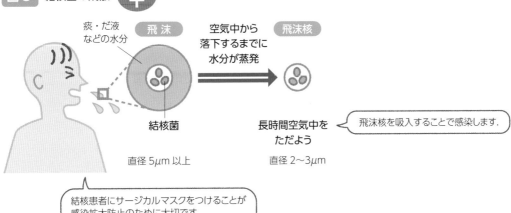

結核菌

直径5μm以上

長時間空気中をただよう

飛沫核を吸入することで感染します．

直径2〜3μm

結核患者にサージカルマスクをつけることが感染拡大防止のために大切です．

10-5 ウイルスの特徴と種類1

ウイルスの特徴と増殖のしくみ，治療可能なウイルス（新型コロナウイルス，インフルエンザ，ヘルペス，HIV，肝炎ウイルスなど）について解説します．

ウイルスの特徴と治療

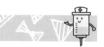

ウイルスが細菌と大きく異なる点は，<u>自らエネルギーを産生できない</u>点です．ヒト（動物）の細胞の増殖機能を利用して増殖する非常にあつかましい病原体です（図1）．細菌とウイルスでは構造や増殖過程が異なるため，ウイルス感染の治療に**抗菌薬は効果がありません**．上気道炎などの風邪症状の原因の多くはウイルス（図2）であるため，耐性菌の出現を避けるためにも不要な抗菌薬の使用は控えるべきです．かぜの原因ウイルスを駆除する治療薬はないため，発熱などの症状を抑える対症療法を行います．また，充分な睡眠や栄養補給を行い，免疫力を回復させることが大切です．

ウイルスが増殖するしくみ

ウイルスは殻の中に，遺伝子（DNAもしくはRNA）を持っています．増殖時はヒトの細胞に接触して脱核し，ウイルスの遺伝子をヒトの遺伝子の中に潜り込ませて増殖します．増殖した遺伝子に基づいて，ヒトのタンパク質合成機能（リボソームによる）を使用し，増殖していきます（図3）．

新型コロナウイルス（COVID-19）

2020年の冬に世界へ感染が拡大したウイルスで，軽症で発熱や咳などの風邪症状や嗅覚・味覚障害などを生じることがあります．中等症から重症では肺炎をもたらします．抗ウイルス薬（レムデシビルやニルマトレルビル／リトナビルなど）があります．

インフルエンザウイルス

インフルエンザは秋から冬，春先までの期間に流行する季節性インフルエンザと季節性インフルエンザとは種類が異なる新型インフルエンザがあります．

【ワクチンの接種】

季節性インフルエンザのワクチンは流行を予測して製造され，流行前の秋頃（10〜11月頃）に接種されます．感染および重症化の防止のため，ワクチンの接種は乳幼児，小児，高齢者，感染する可能性が高いハイリスク群患者（免疫力の低い人）を中心に行います．ワクチン接種から効果発現までの期間は**約2週間程度**で，効果の持続は**5ヵ月程度**です．

【インフルエンザの治療に関して】

主流となっている抗インフルエンザ薬は，インフルエンザウイルスの増殖過程に使用されるノイラミニダーゼという酵素のはたらきを抑えるインフルエンザウイルスの増殖を抑えるタイプのものが多く使われています（図4）．

また別の種類の薬として，人の細胞内に入ったインフルエンザウイルスが増殖する時に作用するエンドヌクレアーゼという酵素のはたらきを抑える薬（バロキサビル）も登場しました．

図1　あつかましいウイルス

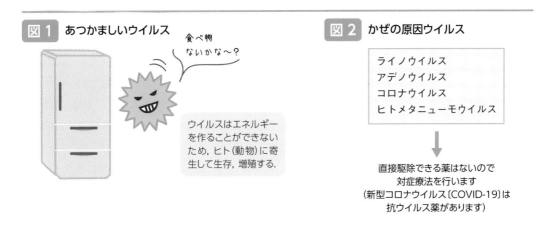

食べ物ないかな〜?

ウイルスはエネルギーを作ることができないため, ヒト(動物)に寄生して生存, 増殖する.

図2　かぜの原因ウイルス

ライノウイルス
アデノウイルス
コロナウイルス
ヒトメタニューモウイルス

↓

直接駆除できる薬はないので
対症療法を行います
(新型コロナウイルス〔COVID-19〕は
抗ウイルス薬があります)

図3　ウイルスが増殖するしくみ

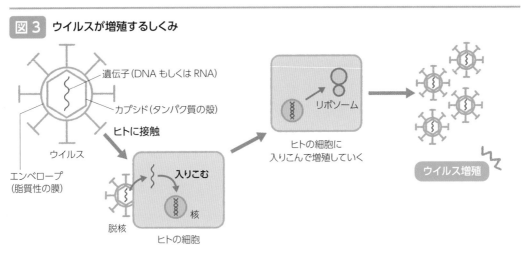

遺伝子(DNA もしくは RNA)
カプシド(タンパク質の殻)
ヒトに接触
ウイルス
エンベロープ
(脂質性の膜)
入りこむ
核
脱核
ヒトの細胞
リボソーム
ヒトの細胞に
入りこんで増殖していく
ウイルス増殖

図4　インフルエンザの治療に使用される薬とその作用のしくみ

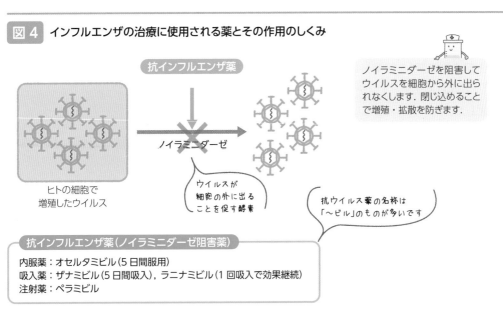

抗インフルエンザ薬

ノイラミニダーゼを阻害して
ウイルスを細胞から外に出られなくします. 閉じ込めることで増殖・拡散を防ぎます.

ヒトの細胞で
増殖したウイルス

ノイラミニダーゼ

ウイルスが
細胞の外に出る
ことを促す酵素

抗ウイルス薬の名称は
「〜ビル」のものが多いです

抗インフルエンザ薬(ノイラミニダーゼ阻害薬)

内服薬:オセルタミビル(5 日間服用)
吸入薬:ザナミビル(5 日間吸入), ラニナミビル(1 回吸入で効果継続)
注射薬:ペラミビル

ウイルスの特徴と種類2

ヘルペスウイルスと治療

　ヘルペスは単純ヘルペスウイルス感染によって口唇ヘルペス，性器ヘルペスなど，水痘・帯状疱疹ウイルス感染によって水ぼうそう，帯状疱疹を引き起こします．治療薬はヘルペスウイルスのDNAの増殖に関わる酵素（DNAポリメラーゼ）を阻害するアシクロビルなどがあります．

　近年，50歳以上の人に対し，免疫力低下による帯状疱疹が原因の痛みの予防にワクチン投与（任意接種）を行うようになりました（図1）．

ヒト免疫不全ウイルス（HIV）と治療

　ヒト免疫不全ウイルス（HIV）は，精液・腟分泌液・血液・母乳などから感染します．感染後に風邪症状が出ることもありますが，すぐには発症しません．後天性免疫不全症候群（エイズ）と呼ばれる免疫機能の低下（ニューモシスチス肺炎などを発症）を起こす原因となります．

　治療は薬剤耐性ウイルスの出現を防ぐため，1つの薬剤ではなく3種以上組み合わせて（ART：抗レトロウイルス療法）使用することが推奨されています．代表的な治療薬（内服薬）は以下のとおりです．

- **逆転写酵素阻害薬**（ヌクレオシド系；レトロビル，非ヌクレオシド系；エトラビリン）：HIVの細胞増殖機能に入り込む．HIVは増殖する際にRNAからDNAに変換する酵素を利用する必要があるので，その酵素を阻害して増殖を抑える（図2）．
- **インテグラーゼ阻害薬**（ラルテグラビル）：HIVのDNAがヒトのDNAに入り込むのを抑える薬剤（図3）．
- **プロテアーゼ阻害薬**（リトナビル）：HIVの遺伝子に基づいて作られるウイルスタンパク質の組み立て（分解と構築）を抑える薬剤（図3）．
- **侵入阻害薬**（マラビロク）：HIVがヒトの細胞に侵入することを阻害し，HIVの増殖を抑える．

　上記の治療薬（内服薬）に加え，長時間作用する注射薬（逆転写酵素阻害薬〔非ヌクレオチド系〕；リルピビリン，インテグラーゼ阻害薬；カボテグラビル）も条件により使用できるようになりました．

肝炎ウイルスと治療

　肝硬変や肝がんのおもな原因となるB型，C型肝炎ウイルスは血液から感染します．医療従事者の針刺し事故や，過去には集団予防接種で針の使いまわしにより感染した事例があります．

　B型肝炎の治療薬はインターフェロンと核酸アナログ製剤が使用されています．核酸アナログ製剤は肝炎ウイルスのDNAの材料である核酸によく似た薬剤を投与することで，増殖時にウイルスが間違えて薬を取り込み増殖を抑えます（9-3 図4の代謝拮抗薬と同じ考え方です）．

　C型肝炎はインターフェロンによる治療が主でしたが，2014年に新しい肝炎ウイルス薬が開発され，治療が進歩しました．最近ではC型肝炎ウイルスの増殖を抑える薬（NS5A複製複合体阻害薬やNS5Bポリメラーゼ阻害薬）が治療に使用されています（図4）．

図1　帯状疱疹ウイルスによる神経痛の予防のためのワクチン

- 水ぼうそう（水痘）発症後の抗体の減少
- 50才以上で免疫力の低下

→ **帯状疱疹ウイルスによる神経痛の発症**

⬇

予防目的でワクチンを投与

図2　逆転写酵素阻害薬のしくみ

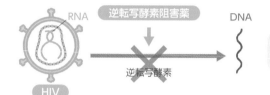

RNA から DNA への逆転写を抑えて，増殖できないようにする薬が逆転写酵素阻害薬です.

図3　インテグラーゼ阻害薬とプロテアーゼ阻害薬のしくみ

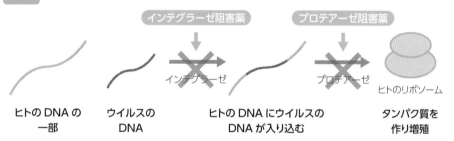

ヒトの DNA の一部　ウイルスの DNA　ヒトの DNA にウイルスの DNA が入り込む　タンパク質を作り増殖

ウイルスはヒトの遺伝子に紛れて増殖しようとします. ヒトのタンパク質を作るしくみを利用して，増殖していきます. それぞれにはたらく酵素を抑えることでウイルスの増殖を阻止します.

図4　C型肝炎ウイルスの増殖のしくみと治療薬（7-2 表3参照）

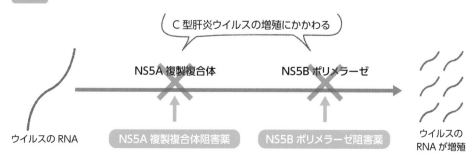

C型肝炎ウイルスの増殖にかかわる

NS5A 複製複合体　　NS5B ポリメラーゼ

ウイルスの RNA　　NS5A 複製複合体阻害薬　　NS5B ポリメラーゼ阻害薬　　ウイルスの RNA が増殖

NS5A 複製複合体阻害薬，NS5B ポリメラーゼ阻害薬を用いることによってウイルスの増殖を抑えます.

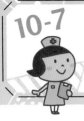

10-7 真菌の特徴と種類

真菌はいわゆる「かび」のことです．日常生活でよく目にする「きのこ類（しめじやしいたけなど）」や「酵母（パンやみその発酵に関わるものなど）」も真菌の仲間です．ここでは代表的な真菌について解説します．

真菌の特徴と見分けかた

真菌のつくりはヒトの細胞とよく似ていますが，細胞膜がヒトとは異なり，エルゴステロールという成分で構成されています．細胞壁の成分である**β−D−グルカン**が接合菌（ムコール類など）を除いたすべての真菌に含まれ，血液検査にて真菌感染の有無の確認に利用されます（**図1**）．なお，真菌症は白癬（いわゆる水虫）などの**表在性**真菌症と肺や肝臓などの臓器に発生する**深在性**真菌症に大別されます．

真菌の種類

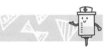

院内で発症する代表的な真菌感染症には以下のような種類があります．

- **カンジダ**：皮膚や腸管に生息します．通常は免疫機能により感染症は発症しない．
- **アスペルギルス**：土壌などに生息する．
- **クリプトコッカス**：鳥の糞などに含まれる真菌．
- **ニューモシスチス**：HIV 感染症に伴う，免疫機能の低下により肺炎を発症する．
- **白癬菌**：水虫の原因菌．

　吸入ステロイド薬の使用後にステロイド薬が口の中に残っていると**口腔咽頭カンジダ**（鵞口瘡ともいいます）を発症することがあるので，必ず**うがい**を実施します．その理由はステロイド薬の使用により口腔内の免疫力が抑制されるためです．

真菌感染症の治療

深在性真菌症は免疫力が低下している状態で発生します．細菌やウイルス感染と同じように，真菌に対する治療は栄養管理や休息など免疫力向上を含めた全身状態の改善も，同時に行う必要があります．

抗真菌薬は細菌と同じように，細胞のつくりの違いに着目して作られています．真菌の細胞膜に含まれる成分はヒトの細胞と異なるため，真菌の細胞膜（エルゴステロールが含まれる）を破壊し，ヒトの細胞膜（コレステロールが含まれる）には影響を及ぼさない薬や，ヒトの細胞には存在しない細胞壁の合成を阻害する薬が使用されます（**図2**）．治療薬は**表1**にまとめました．

図1　真菌とヒト（動物）の細胞の違い

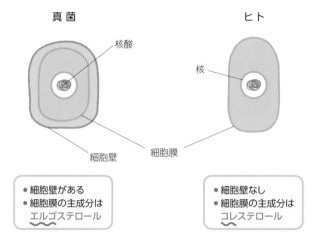

真菌

ヒト

- 細胞壁がある
- 細胞膜の主成分は エルゴステロール

- 細胞壁なし
- 細胞膜の主成分は コレステロール

図2　抗真菌薬の作用のしくみ

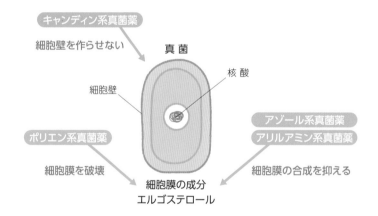

キャンディン系真菌薬
細胞壁を作らせない

真菌

ポリエン系真菌薬
細胞膜を破壊

アゾール系真菌薬
アリルアミン系真菌薬
細胞膜の合成を抑える

細胞膜の成分
エルゴステロール

表1　抗真菌薬（代表的な治療薬と菌種）

薬剤名	特　微	対象菌種
アムホテリシンB（ポリエン系）	真菌のエルゴステロールを含む細胞膜を破壊する	ほぼすべての真菌に有効
ミコナゾール（アゾール系）	真菌のエルゴステロールの合成を阻害する	カンジダ，アスペルギルス，クリプトコッカスに有効
イトラコナゾール（アゾール系）		白癬菌，カンジダ，アスペルギルス，クリプトコッカスに有効
テルビナフィン（アリルアミン系）		白癬菌に有効
ミカファンギン（キャンディン系）	真菌の β-D-グルカンを含む細胞壁の合成を阻害する	カンジダ，アスペルギルスに有効

ニューモシスチス肺炎の治療にはST合剤（抗菌薬）が使用されます.

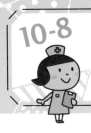

感染経路と標準予防策

感染経路の特徴

感染経路は病原体の種類によって異なり，**汗をのぞく体液（だ液や血液など）を介して感染が拡が**るため，それぞれの特徴を理解して対応することが重要です．

- **血液感染** → 血液を介して感染する．
- **接触感染** → 触れることで手や指に付着し，粘膜などから移行して感染する．
- **飛沫感染** → 咳やくしゃみで飛散し，体内に吸入することで感染する．
- **空気感染** → 同じ空間に浮遊する空気を吸入することで感染する．

それぞれの感染経路での代表的な病原体を**表1**に示します．

感染による症状を引き起こす病原体の排出

細菌やウイルスなどの病原体はさまざまな症状を引き起こします．その症状によって，病原体がヒトの体外に排出され，他人に病原体を運んでしまう恐れがあるため，感染拡大防止に努める必要があります．WHOでは感染拡大防止のための行動指針として，5つのタイミングというものがあります（**図1**）．手指衛生をこれらのタイミングで行うことが必要です．症状と注意事項は以下のとおりです．

- **ウイルスや細菌性胃腸炎**（ノロウイルス・ロタウイルス・大腸菌など）：下痢・嘔吐を引き起こすため，嘔吐物や糞便のとりあつかいに注意が必要です．
- **呼吸器感染症**（インフルエンザ・マイコプラズマ・新型コロナウイルスなど）：咳，痰などが出るため，発病者にサージカルマスクをつけます．

予防に用いられる物品

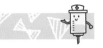

標準予防策というものがあり，その際に用いる物品についてまとめます．

- **サージカルマスク**（外科用マスク）：体液などが飛散する可能性のある場合に使用し，**飛沫感染**を予防できます．
- **N95マスク**（**図2**）：サージカルマスクより集塵性が強く，使用により**空気感染**を予防できます．
- **ガウン・エプロン・ゴーグル・フェイスシールド・手袋**：体液などが飛散する可能性のある場合に使用し，**接触感染**を予防できます．

上記の物品の取りはずしの際は順番を誤ると汚染される可能性があるので，注意が必要です．個人用防護具（PPE）の着脱の手順は**図4**のとおりです．

物品ではありませんが，空気感染の防止のために**陰圧室**を使用します．陰圧室は部屋の内部の空気に含まれる病原体が室外へ拡散していかないようなしくみになっています（**図3**）．

清潔と不潔の区別

ワゴンやカートを使用する時や清洗室内の清潔と不潔ゾーンを区別し，交差しないようにします．

表1　感染経路と病原体

感染経路	代表的な病原体
血液感染	B型肝炎ウイルス，C型肝炎ウイルス，HIV （ちなみにA型肝炎は経口感染〔かきなどの2枚貝類の摂取〕で感染する）
接触感染	ノロウイルス，ロタウイルス，大腸菌（腸管出血性大腸菌含む），MRSA，クロストリジウム・ディフィシル，インフルエンザウイルス，麻疹ウイルス，風疹ウイルス，水痘・帯状疱疹ウイルスなど
飛沫感染	インフルエンザウイルス，麻疹ウイルス，風疹ウイルス，マイコプラズマ，ノロウイルス，新型コロナウイルスなど
空気感染	結核菌，麻疹ウイルス，水痘・帯状疱疹ウイルス，ノロウイルスなど

図1　手指衛生　5つのタイミング

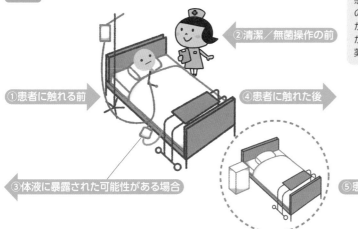

②清潔／無菌操作の前

①患者に触れる前

④患者に触れた後

③体液に暴露された可能性がある場合

⑤患者周辺の物品に触れた後

感染拡大防止のために左記の5つのタイミングで手指衛生を行うことが大切です．ベッドサイドでの行動が多いので，持ち運びできる消毒薬が便利です．

図2　N95マスク

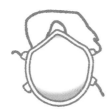

粒子捕集効率は95.0％以上ですが，装着時に空気の漏れがないか確認することが大切です．医療従事者が使用します．結核患者はサージカルマスクを使用します（結核は体外に出た直後の状態の時に感染力が強いため）．

図3　陰圧室のしくみ（病院内で空気感染を予防するしくみ）

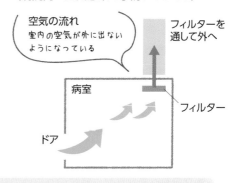

空気の流れ
室内の空気が外に出ないようになっている

フィルターを通して外へ

病室

フィルター

ドア

室内に空気を吸い上げるファンがあり，室内の空気が病院内全体に出ていかないようになっています．定期的に陰圧が保たれているか調べる必要があります．

図4　個人用防護具（PPE）の着脱手順の例

着ける時　ガウン・エプロン ➡ マスク ➡ ゴーグル・フェイスシールド ➡ 手袋

外す時　手袋 ➡ ゴーグル・フェイスシールド ➡ ガウン・エプロン ➡ マスク

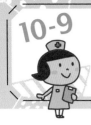

10-9 病原体と消毒薬

ここでは手指消毒や器具の消毒をどのように行うのかについて解説します.

菌の抵抗力と消毒薬

一般細菌，酵母様真菌は抵抗力が弱く，消毒薬がよく効きます．逆に芽胞(がほう)は抵抗力が強く，消毒薬が一番効きにくい特徴があります(**図1**).

消毒薬の使い分けと注意事項

細菌やウイルスなどの病原体の感染拡大防止のために消毒薬が用いられます．消毒は文字で書くと"毒を消す"ですが，病原体が全くなくなるのではありません．一方，滅菌は専用の機器を用い，高温の蒸気(オートクレープを用いる)やガス(**酸化エチレンガス**など)で菌を死滅させます．病原体は，その種類によって消毒薬に対する効果に差があり(抵抗性が異なるという表現をします)，使い分けが必要になります.

消毒薬は効力の強い順に高水準，中水準，低水準に分けられます．代表的な消毒薬について解説します.

① 高水準

● **グルタラール**：芽胞(がほう)に効果があります．刺激性が強く，人体に使用できません.
  →**内視鏡など器具の消毒**に使用します．消毒薬使用後の洗浄を行う必要があります.

② 中水準

● **ポビドンヨード**(イソジン®液)：粘膜に使用可能です．**ヨードのアレルギー**に注意が必要です.
  →手術室での創部の消毒などに使用されます.

● **次亜塩素酸ナトリウム**：**金属腐敗性**があります．血液や排泄物処理の**環境整備**に使用します.
  人体には使用できません(皮膚刺激性が強いため手荒れを起こします).

血液が床についたときや吐物の処理などの環境整備や器具消毒に使用します．器具消毒の際は充分洗浄し，規定の希釈濃度や時間を守り，消毒液中に浸漬させます(**図2**).
使用時は塩素臭により，気分不良を起こすので換気します.

● **エタノール**：皮膚の消毒に用います．アルコール禁止の患者には使用しません．粘膜には使用できません.
  →注射前や採血前の消毒，インスリンの自己注射などの際に使用されます.

③ 低水準

● **クロルヘキシジン**：結膜のう以外の粘膜には使用できません.
● **ベンザルコニウム**：陽イオン界面活性剤(逆性石けん)です.

消毒薬の保管と管理(図3)

消毒薬には1回使い切りのものや大容量のものがあります．大容量のものはくり返しの開封で濃度が低下する可能性があるので開封日を記入し，できるかぎり早く使用します．また，小さな容器などに分けて入れると汚染されることがあるため，つぎ足し使用することは避けましょう.

図 1　病原体に対する消毒薬の有効性

弱い ←――――――――― 病原体の抵抗性 ―――――――――→ 強い

一般細菌・酵母様真菌　＜　糸状真菌　＜　結核菌・ウイルス　＜　芽胞
（カンジダ・
クリプトコッカスなど）　（アスペルギウスなど）

効きやすい ←――――――――― 消毒薬効果 ―――――――――→ 効きにくい

図 2　次亜塩素酸ナトリウムを用いた器具消毒の注意事項

❶ 消毒液に入れる前に
充分洗浄を行う

❷ 濃度と浸漬時間を守る

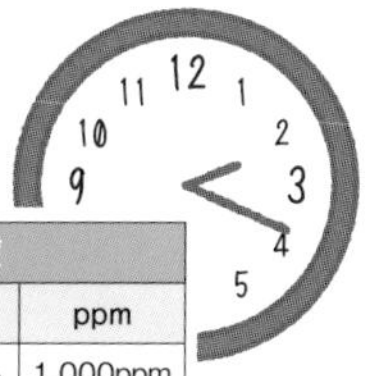

❸ 器具全体を充分浸漬させる

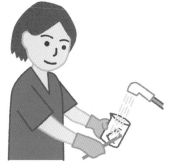

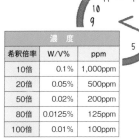

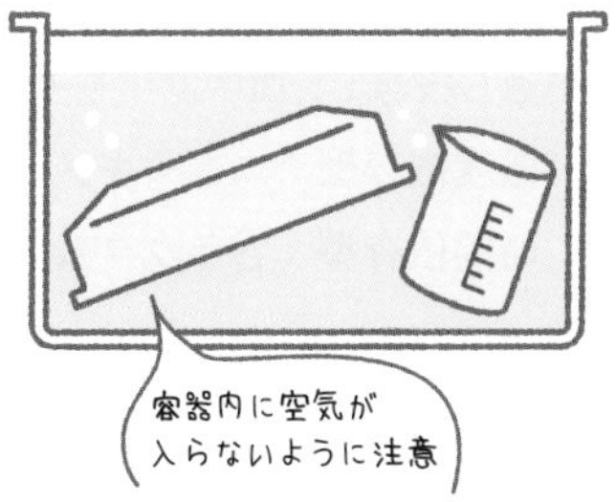

濃　度		
希釈倍率	W/V%	ppm
10倍	0.1%	1,000ppm
20倍	0.05%	500ppm
50倍	0.02%	200ppm
80倍	0.0125%	125ppm
100倍	0.01%	100ppm

次亜塩素酸ナトリウムの有効
塩素濃度が 1% の場合

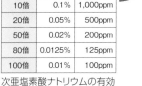

容器内に空気が
入らないように注意

図 3　消毒薬の保管と管理

❶ 開封日を記入し，
できるだけ早く使用する

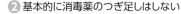

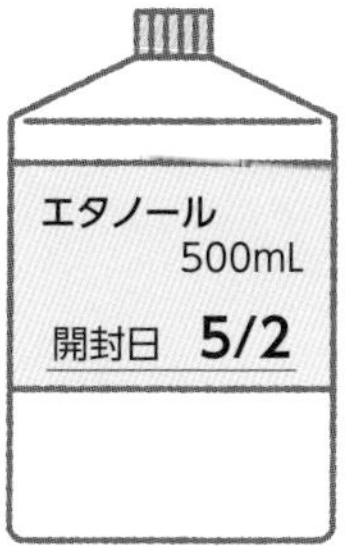

❷ 基本的に消毒薬のつぎ足しはしない

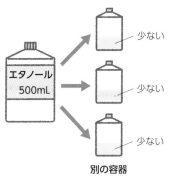

エタノール
500mL

開封日 **5/2**

エタノール
500mL

少ない

少ない

少ない

別の容器

いずれも開けたり，閉めたりをくり返すことで，濃度の低下や異物の混入につながります．
また，直射日光が当たらない暗所で保管します．

抗菌薬，もう一歩

抗菌薬の静菌作用と殺菌作用

抗菌薬は細菌の作用を弱めるもしくは活動を抑える静菌作用（テトラサイクリン系やマクロライド系など）を持つ抗菌薬と，死滅させる殺菌作用（βラクタム系・アミノグリコシド系・ニューキノロン系など）を持つものに分類されます．

静菌　　殺菌

濃度依存型と時間依存型

抗菌薬は血中濃度を高くすることで効果の発現に優れるもの（濃度依存型）と一定の間隔でくり返し投与し，血中濃度を一定に保つことで効果の発現が優れるもの（時間依存型）に大別されます．

濃度依存型：ニューキノロン系，アミノグリコシド系など
時間依存型：βラクタム系（ペニシリン系，セフェム系，カルバペネム系）など

抗菌薬が効果を発揮するしくみ

> **復習 細菌とヒトの細胞の違い**
> ① 細菌には細胞壁があるが，ヒトにはない．
> ② 細胞内のリボソーム（タンパク質合成の場）の形が異なる．
>   ヒトのリボソームの方が細菌より大きい．
> ③ 遺伝子の合成に関わる酵素が異なる．

細菌とヒトではこのような違いがありましたね．

以下それぞれの違いをふまえて，抗菌薬の特徴を説明します．なお，「〜系」という呼び名は抗菌薬の化学構造に由来しています．簡単にその特徴をまとめます．

1）細胞壁合成阻害薬：βラクタム系とその他の薬

βラクタム系は抗菌薬の構造の一部にβラクタム環という構造を有するもの（次の①〜③）です．

βラクタム系の抗菌薬は**アナフィラキシーショック**を起こしやすいので注意が必要です．

① ペニシリン系

狭域スペクトルの特性をもつベンジルペニシリンは肺炎球菌などのグラム陽性球菌，性感染症である淋菌（グラム陰性球菌），梅毒トレポネーマなどの感染症に用いられます．

また，ペニシリン系薬の使用頻度の増加に伴って，抗菌薬の効果が弱くなってきました．これは細菌が放出するβラクタマーゼという酵素により，薬の構造のβラクタム環の一部が

分解されるようになったことが原因です．そこで，βラクタマーゼ分解酵素阻害作用のある薬剤とペニシリン系の合剤が現在使用されています．代表的なものにスルバクタム・アンピシリンがあります．タゾバクタム・ピペラシリンは広域スペクトルの特性をもち，グラム陽性菌（MRSAを除く），グラム陰性菌などの感染症に用いられています．

アモキシシリンはグラム陽性菌（ブドウ球菌，肺炎球菌，A群レンサ球菌〔溶連菌〕など）やグラム陰性菌（大腸菌）の治療，ヘリコバクター・ピロリの除菌に用いられます．

② セフェム系（第1〜4世代）

ペニシリン系と同様にセフェム系もβラクタム環を有しますが，βラクタマーゼによって分解されないように開発された薬剤です．

セフェム系は世代によって下記のように抗菌作用の強さに強弱があります．

	第1世代 （セファゾリン）	第2世代 （セフメタゾール）	第3世代 （セフトリアキソン）	第4世代 （セフェピム）
グラム陽性菌への効果	強い		弱い	強い
グラム陰性菌への効果	弱い		強い	強い

（　）は代表薬．

手術後の感染予防として，整形外科や外科手術（胃や食道）では表皮ブドウ球菌など（グラム陽性菌）の感染を予防するためにセファゾリンを，外科手術（大腸）では大腸菌（グラム陰性菌）などの感染を予防するためにセフメタゾールを使用します．

手術が始まるときに抗菌薬の濃度が高くなるように切開の1時間前に与薬を開始します．手術が長いときは抗菌薬をくり返し与薬し，血液中の濃度が低下しないようにします．

③ カルバペネム系 (国試POINT)

代表的な薬剤はメロペネムで，グラム陽性菌やグラム陰性菌，嫌気性菌など広域の抗菌スペクトルを有しますが，メチシリン耐性黄色ブドウ球菌（MRSA）には効果がありません．漫然とした与薬は耐性菌の発生（多剤耐性緑膿菌・多剤耐性アシネトバクターなど）につながるので注意が必要です．

ESBLs（基質特異性拡張型βラクタマーゼ）という特殊な酵素を生成する肺炎桿菌や大腸菌などの感染症治療にも用いられます．

④ グリコペプチド系 (国試POINT)

βラクタム系以外の細胞壁合成阻害作用がある薬剤に**バンコマイシン**があります．バンコマイシンは日和見感染症の一つであるMRSAの感染症治療薬です．薬剤の使用により腎毒性が発症し，また濃度が低すぎると治療効果が得られないことから，**定期的に血中濃度を測定する**必要があります．

またバンコマイシンの急速静脈内注射により，レッドネック症候群（ヒスタミンの遊離による；8-4 **図1**参照）を引き起こすことがあるのでゆっくり与薬（1時間あたり1g程度）します．

その他，テイコプラニンもMRSAの治療に使用されます．

2）タンパク質合成阻害薬

細菌とヒトではリボソームの形が異なるので，細菌のリボソームのはたらきを選択的に抑えま

す．代表薬と特徴を以下にまとめます．

① アミノグリコシド系 POINT要

緑膿菌などのグラム陰性桿菌に効果があります．**第8脳神経障害**（難聴，めまい，耳鳴り）などの副作用に注意する必要があります．

ゲンタマイシン：緑膿菌に有効です．軟膏製剤があります．

アルベカシン：メチシリン耐性黄色ブドウ球菌（MRSA）に有効です．

ストレプトマイシン：結核菌，非結核性抗酸菌症（MAC症含む）に有効です．

② テトラサイクリン系

広域スペクトルを有し，マイコプラズマ，リケッチア，クラミジア感染症などに使用します．

ミノマイシン：マイコプラズマ肺炎に使用します．副作用のめまいに注意が必要です．

③ マクロライド系

グラム陽性菌への殺菌作用が強く，呼吸器系（気管支や肺）への移行が良いです．

エリスロマイシン：ペニシリン系にアレルギーがある場合の肺炎などに使用されます．

クラリスロマイシン：気管支炎や肺炎などに使用されます．ヘリコバクター・ピロリの除菌にも使用されます．

アジスロマイシン：気管支炎や肺炎などに使用されます．1回製剤あるいは3日間製剤の服用で7日間効果が継続します．

④ オキサゾリジノン系

バンコマイシン耐性腸球菌（VRE）に用いられます．

リネゾリド：バンコマイシンとは異なり腎機能の影響は少ないです．新たな耐性菌の出現を抑制するためにも漫然とした与薬は控えます．

3）核酸合成阻害薬

細菌の遺伝子増殖に関わる酵素（DNAジャイレース）を阻害し，増殖を抑えます．ヒトの遺伝子の増殖には影響しません．代表薬と特徴を以下にまとめます．

① ニューキノロン系 POINT要

グラム陽性菌，グラム陰性桿菌（緑膿菌含む）など抗菌スペクトルが非常に広いですが，抗菌薬の使用量の増加により耐性菌の出現が増加し，問題になっています．

シプロフロキサシン：グラム陽性菌，グラム陰性菌全般に使用し，とくにグラム陰性桿菌への効果が非常に強いです．

4）その他

その他の代表薬と特徴を以下にまとめます．

① 葉酸合成阻害薬（サルファ薬）

葉酸はヒトの場合，食物から摂取できますが，細菌は増殖の際に自ら葉酸を生成します．その葉酸の合成を阻害することで増殖を抑えます．

ST合剤：MRSAにも効果があります．免疫機能が低下することで発症するニューモシスチス肺炎（真菌）の治療などに用いられます．

② 遺伝子DNA切断薬

　細菌の遺伝子を切断し，増殖を抑えます．

　　メトロニダゾール：嫌気性菌への効果が強く，偽膜性腸炎の治療，トリコモナスという原虫の治療，胃・十二指腸潰瘍の原因であるヘリコバクター・ピロリの2次除菌に用いられます．

結核の薬物治療

　一般的な治療はリファンピシン・イソニアジド・エタンブトール・ピラジナミド（もしくはストレプトマイシン）の4剤の併用治療を2ヵ月間，その後リファンピシン・イソニアジドの2剤の併用治療を4ヵ月間，合計6ヵ月間の治療を行います．きちんと継続した服用が重要です．

　リファンピシン，イソニアジド，ピラジナミドは肝機能障害が副作用として出現することがあるので，定期的に血液検査を実施します．それぞれの薬剤の特徴を以下に示します．

結核治療薬と副作用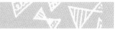

薬剤名	副作用
リファンピシン	胃腸障害が起こりやすい．薬剤が赤色化合物で，尿や涙などの体液が染色されることがあるので注意する
イソニアジド	服用中にビタミン B_6 が低下し，末梢神経障害（手足のしびれ）が出る可能性があるため，ビタミン B_6 の同時摂取を行う
エタンブトール	視力障害が出る可能性あるので，定期的に確認する
ピラジナミド	高尿酸血症を起こしやすい
ストレプトマイシン	腎機能障害，第8脳神経障害（難聴，めまい，耳鳴り）が起こりやすい

第10章　章末問題

　次の問題について，説明の内容が正しいかどうか◯か✖で答えよ．

① ヒトの細胞には細胞壁はない．

② 結核の感染経路は血液感染である．

③ インフルエンザの感染経路は飛沫感染である．

④ 抗菌薬は1つの薬ですべての細菌を死滅させることができる．

⑤ 感染症の有無は血液検査のみで判定する．

⑥ 抗菌薬の使用により，菌交代症が起こる可能性がある．

⑦ ウイルス感染症には抗菌薬を2種類以上使用する．

⑧ インフルエンザウイルス感染症の予防にはワクチンが有効である．

⑨ 抗真菌薬はヒトの細胞膜成分に含まれるエルゴステロールには作用を示さない．

⑩ 手指消毒にグルタラールを使用する．

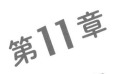

第11章

その他の各器官に関連する
疾患と治療

　最後になる第11章では，各章に収めきれなかった内容をまとめました．医療福祉機関で勤務するうえでも重要な内容です．

　緑内障や白内障などの眼科疾患，病院入院中に主たる治療とは別に発生する褥瘡などの皮膚疾患，手術症例に非常に多い骨疾患，入院患者さんに使用する輸液製剤などについて，基本的な考え方を学んでいきます．また，医療機関では疾患や診断のためのさまざまな画像検査が行われています．その特徴や注意事項を学びましょう．

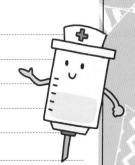

11-1 代表的な眼の疾患
―緑内障，白内障，ドライアイ

　眼は**図1**のような構造をしています．外界の光や情報は，視神経を介して脳に送られ，認識されます．眼の病気には花粉症などのアレルギー疾患や，緑内障，白内障といった慢性疾患があります．アレルギーに関しては**8-4**「アレルギーの疾患と治療」を参照してください．

　ここでは緑内障と白内障，ドライアイの疾患と治療および目薬の使い方を解説します．

緑内障

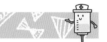

　緑内障は**失明の原因の第1位**です．40歳以上の**20人に1人**が緑内障といわれています．緑内障は前房を循環しながら流れている**眼房水が適切に排出できずに眼圧が上がり，視神経に障害を与え，視野が欠けてしまう疾患**です（**図2**）．治療は眼圧を低下させることを目的に，レーザー治療，手術（眼房水の排出口をつくるなど），薬物治療が行われます．薬物治療は，眼房水の産生を抑える薬剤や流出を促す薬剤が使用されます（**表1**）．薬の種類が増加し，点眼しやすいように配合剤（**1-1** 参照）の点眼もあります．

白内障

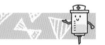

　水晶体は水とタンパク質でできており，加齢などにより，白濁することによって白内障が生じます．タンパク質の白濁は生卵をゆでると「温泉たまご→ゆで卵」に変化するイメージと同じで徐々に水晶体が白くなっていき，光が通りにくくなり見えづらくなります（**図3**）．

　白内障の進行を抑える薬剤が使用されますが，薬物による治療で治癒は難しく，進行した場合は，水晶体内の変性したタンパク質を取り除き，人工的な眼内レンズに置換する手術が行われます．眼内レンズ置換術後は，感染を防ぐために抗菌薬および炎症を抑える点眼薬などが使用されます．日帰りの手術が一般的に行われています．

ドライアイ

　ドライアイは近年，ディスプレイを持つ機器（パソコンやスマートフォンなど）を用いた作業（VDT）などでの視力障害をもたらす現代病とも言えます．症状は目の乾きだけでなく疲れ目から痛みまでさまざまです．治療は人工涙液や角膜保護を目的としたヒアルロン酸点眼，粘液成分であるムチンの分泌を促進し，眼表面をうるおすレバミピド点眼などがあります．

目薬を使用するときの注意事項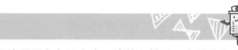

① 2種類以上の点眼薬を使用する際は**3〜5分程度間隔**をあけます．直後に続けて点眼すると流れ出て充分に薬剤がいきわたらないので注意が必要です．

② 点眼薬の特性から以下の順で点眼する．

　水性点眼薬→懸濁性（水にとけにくく，使用時よくふる）点眼薬→**油性点眼薬**

　油性点眼薬は他の薬をはじくので最後に使用する．

③ 点眼薬の容器の先が**まつ毛に触れない**（容器の先が汚染してしまうのを予防します）ようにして，下眼瞼結膜_{（げがんけんけつまく）}の中央に点眼薬を入れます．

図 1　眼の構造

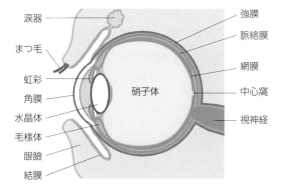

涙器
まつ毛
虹彩
角膜
水晶体
毛様体
眼瞼
結膜
硝子体
強膜
脈絡膜
網膜
中心窩
視神経

- 涙器から出る涙は眼房水とは異なります.
- 外界からの光や情報が, 水晶体, 硝子体を通り, 情報が視神経を通り, 脳に伝達されます.

図 2　緑内障の原因　国試POINT

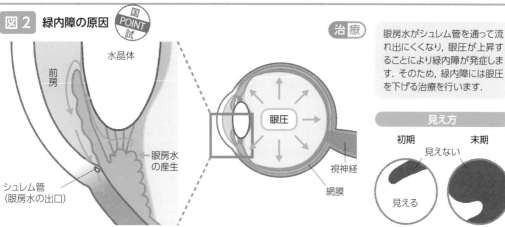

水晶体
前房
シュレム管
（眼房水の出口）
眼房水の産生
眼圧
視神経
網膜

治療

眼房水がシュレム管を通って流れ出にくくなり, 眼圧が上昇することにより緑内障が発症します. そのため, 緑内障には眼圧を下げる治療を行います.

見え方

初期　　　末期
見えない
見える

表 1　緑内障の治療薬

薬の分類	治療目的	代表的な薬
アドレナリンβ受容体遮断薬	眼房水の産生を抑える	チモロール
炭酸脱水素酵素阻害薬	炭酸脱水素酵素を阻害することにより, 眼房水の産生を抑える	ドルゾラミド
プロスタグランジン製剤	眼房水の副流出路排出を促し, 眼圧を下げる	ラタノプロスト
Rhoキナーゼ阻害薬	眼房水の主流出路排出を促し, 眼圧を下げる	リパスジル
EP2受容体作動薬		オミデネパグ

図 3　白内障の原因

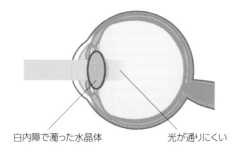

白内障で濁った水晶体　　　光が通りにくい

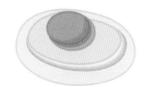

健康な眼の水晶体は生卵の白身の透明な様子, 白内障は温泉卵→ゆで卵のように白身が白濁するイメージです. 一度ゆで卵になると生卵に戻らないように, 白内障になってしまうと戻らないので, 白濁を抑えるのが重要です.

11-2 皮膚疾患と褥瘡の治療

皮膚には外界と隔てるバリア機能があり，体外からの異物の侵入を防いでいます（**図1**）．しかし，皮膚の損傷や感染しやすい状況（易感染状態）になると病原体が侵入し，死に至るような重い感染症を引き起こすことがあります．代表的な疾患として褥瘡があり，褥瘡とは皮膚の一部が赤く腫れたり，ただれたり，傷ができてしまう疾患です．ここでは皮膚に使用する薬と褥瘡について解説します．

皮膚疾患と治療

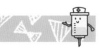

皮膚の表面は表皮で覆われていますが，汗口や毛穴があり，皮膚表面に塗布した薬や貼り薬である貼付剤は表皮，汗口や毛穴から浸透して皮下組織へ移行します．皮膚表面に使用する薬の種類は**1-2 表1**，**表2**を参照してください．

褥瘡の発生と評価

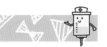

褥瘡が起こる原因はおもに2つあります．予防にはこれらの原因を避けるようにする必要があります．

● **低栄養状態であること**：肝臓で作られるアルブミン量の低下によって知ることができます．肝硬変や肝がんなどの重度の肝機能障害があるときもアルブミンが低下するので併せて注意が必要です．

● **寝たきりや体動が不充分**：局所に体重がかかると血流が悪くなり，皮膚が壊死します．褥創が発生しやすいところは**図2**のとおりです．

褥瘡の発生の可能性を客観的に評価する指標として**ブレーデンスケール**があります（**表1**）．6つの項目で点数をつけます．点数が低いほど褥瘡ができやすいので注意が必要です．

褥瘡が発生した場合にその程度を評価する指標として，海外で作られたNPUAP/EPUAPや日本褥瘡学会が定める**DESIGN-R®**という指標があります．褥瘡は洗浄や薬剤の使用などを継続的に行い，評価することが大切です．

褥瘡の治療と予防

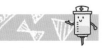

創部の洗浄やドレッシング剤（創傷被覆材；皮膚表面を覆う医療用材料）および治療とともに，低栄養状態や体位の改善も重要です．ドレッシング剤は**表2**，治療薬は**表3**にまとめました．局所に体重がかからないように体位変換やウレタンマットなどを使用することも大切です．

図1　皮膚のバリア機能

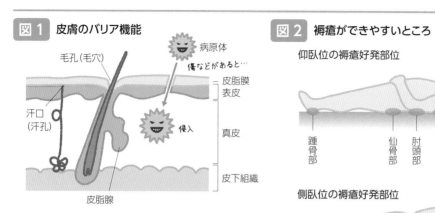

図2　褥瘡ができやすいところ

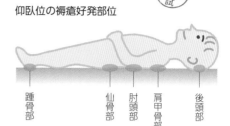

仰臥位の褥瘡好発部位

踵骨部　仙骨部　肘頭部　肩甲骨部　後頭部

側臥位の褥瘡好発部位

外踝部　膝関節部　大転子部　腸骨部　肋骨部　肩峰突起部　耳介部

ハイヒールを履いた女性のかかとで足を踏まれると非常に痛いですね．それは局所に重みがかかるためで，褥瘡が発生しやすいところの考え方と同じです．

表1　ブレーデンスケール

項　目	1点	2点	3点	4点
知覚の認知	全く知覚なし	重度障害あり	軽度障害あり	障害なし
湿　潤	常に湿潤	たいてい湿潤	時々湿潤	めったになし
活動性	臥床	座位可能	時々歩行可能	歩行可能
可動性	全く体動なし	非常に限定	やや限定	自由に体動
栄養状態	不良	やや不良	良好	非常に良好
摩擦とズレ	問題あり	潜在的に問題あり	問題なし	

表2　ドレッシング剤の例

用　途	種　類	用　途	種　類
創面保護	ポリウレタンフィルム	滲出液吸収	ポリウレタンフォーム
創面閉鎖＋湿潤	ヒドロコロイド		ヒドロポリマー
湿潤	ヒドロジェル	感染抑制	銀含有ドレッシング剤

表3　褥瘡の治療薬

薬剤名	特　徴
ポビドンヨード・精製白糖製剤	創部の感染時に使用（消毒）
スルファジアジン銀	創部の緑膿菌感染に使用（抗生物質）
ブロメライン	壊死組織の分解除去
アルプロスタジルアルファデクス	血管を拡張させ，血流を改善し，細胞の再生を促す
トラフェルミン（遺伝子組換え）	血管新生作用および内芽形成促進作用がある

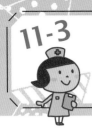

11-3 骨折と治療

骨の名称

　成人のヒトの体は約200個の骨の組み合わせによって構成されています（**図1**）．骨は体を支えるだけでなく，内臓を保護し，カルシウムやリンなど，体の機能を保つ電解質を貯めるはたらきもあります．

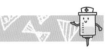

骨折の原因と治療

　交通外傷などの大きな衝撃や閉経後の骨粗しょう症によって骨がもろくなれば，ちょっとした転倒などによって骨折が生じます．骨折は，手術が可能な部位や状態であれば手術を行いますが，軽度のヒビや背骨（脊椎や腰椎）の**圧迫骨折***などの場合はコルセットを使用し，保存的に経過をみる場合もあります（**図2**）．

　骨折の手術は骨を元の状態に戻すことが目的ですが，そのために一時的に骨を固定（固定物を手術によって入れる）し，治癒の後，固定物を抜きます（半永久的に抜かないこともあります）．

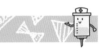

大腿骨頸部骨折と治療

　大腿骨頸部骨折は病院内での入院患者が多い疾患の1つです．大腿骨の腰側の骨は骨盤に入り込むような骨配置になっています（**図3**）．

　大腿骨頸部の骨折が非常に多い理由は，太ももを支える大腿骨の骨盤に近いほうの部位が，首のように一部細くなっていることが原因です．そのため，骨粗しょう症などで骨がもろくなっている状態では転倒の衝撃にて骨折することがあります．骨の折れ方の状態をX線やCT，MRI画像などで判断し（骨の折れ方の分類として**ガーデン分類**というものがあります），人工骨頭置換術や骨を固定する器具を入れる手術を行います（**図4**）．

　その他，大腿骨頸部の人工骨頭に加え，骨盤側に半球のカップを挿入する人工股関節全置換術（THA）もあります．

　薬物治療に関しては，手術時に皮膚表面の細菌の侵入を防ぐ目的で抗菌薬を使用し，創部やリハビリ時の疼痛に関して非ステロイド性抗炎症薬やアセトアミノフェンが使用されます（8-5参照）．

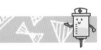

---

*正座を長時間行うと足がしびれてきます．それは正座によって神経を圧迫することで起こります．圧迫骨折はそれと同じように背骨（脊椎や腰椎）がつぶれてしまうことで，椎間板が突出し，神経を圧迫することで起こります．

図1 主要な骨の名称

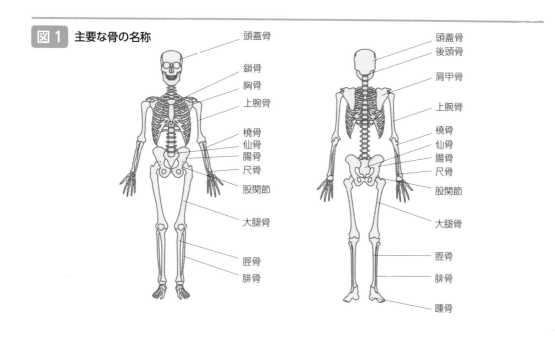

頭蓋骨
鎖骨
胸骨
上腕骨
橈骨
仙骨
腸骨
尺骨
股関節
大腿骨
脛骨
腓骨

頭蓋骨
後頭骨
肩甲骨
上腕骨
橈骨
仙骨
腸骨
尺骨
股関節
大腿骨
脛骨
腓骨
踵骨

図2 圧迫骨折

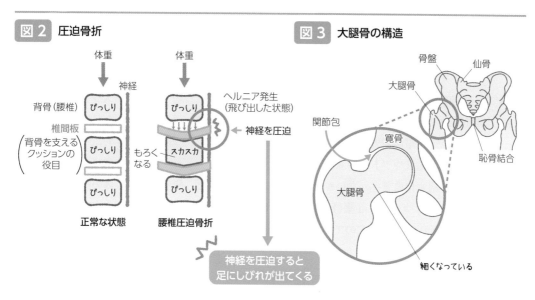

体重
神経
背骨（腰椎）
椎間板
（背骨を支える
クッションの
役目）
びっしり
びっしり
びっしり
正常な状態

体重
びっしり
スカスカ
びっしり
もろく
なる
腰椎圧迫骨折
ヘルニア発生
（飛び出した状態）
← 神経を圧迫

神経を圧迫すると
足にしびれが出てくる

図3 大腿骨の構造

骨盤　仙骨
大腿骨
関節包
寛骨
大腿骨
恥骨結合
細くなっている

図4 大腿骨頸部骨折の術式の例

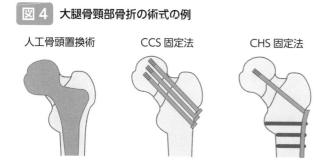

人工骨頭置換術　　CCS固定法　　CHS固定法

11-4 輸液の特徴

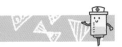

輸液の多くは2つの液体をもとに構成

　輸液は血液（血しょう）と近い浸透圧の液体で，**0.9％生理食塩水と5％ブドウ糖液**を基本として作られています．浸透圧とは水をひきつける力のことです（**7-1図2参照**）．それぞれの特徴は以下のとおりです．

- **0.9％生理食塩水：細胞外液**（血液中と細胞のすきま）にいきわたる．

　細胞外液にはナトリウムイオンと塩化物イオンが多く含まれます．循環血流量を増加したい（血圧を上げたい）ときに使用されます．

- **5％ブドウ糖液：細胞内液，細胞外液**にいきわたる．

　5％ブドウ糖液は血管に入ると血液中のインスリンのはたらきによってブドウ糖が細胞内に運ばれ水（自由水）になります．ブドウ糖は細胞内でエネルギー（ATP）を作る材料となります．

　細胞外液と細胞内液のイメージは**図1**のとおりです．

その他の輸液の考え方

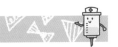

　基本的には上記の2つの輸液が基本になって作られています．

- **リンゲル液（等張電解質液）**：細胞外液補充液と呼ばれるもので，0.9％生理食塩水にナトリウムイオンや塩化物イオン以外に微量の電解質（ミネラル）を加えて，調節したもの（**図2**）．
- **1〜4号液（低張電解質液）**：0.9％生理食塩水と5％ブドウ糖液をミックスジュースのように混ぜたもの（**図3**）．等張電解質液と比べナトリウムイオン濃度に違いがあります．

　脱水の際は等張電解質液と低張電解質液の特徴を理解し，使用します（**図4**）．そのほかアミノ酸や脂肪を補う輸液やブドウ糖液などの糖液とアミノ酸を混ぜたものがあり，浸透圧が高めの輸液の場合は与薬中に血管痛がないかどうか確認します．また，脂肪は白い液体の脂肪乳剤を代謝（分解）を考えて，ゆっくり与薬（1時間あたり0.1g/kg〔体重〕）します．例として脂肪乳剤20％で100mLであれば20gですので，50kgの患者では1時間あたり5gですので4時間で与薬します．

輸液の使用時の注意事項

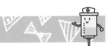

　末梢輸液からの点滴では充分な栄養を補うことはできません．一時的な使用にとどめ，長期間の輸液投与にならないように注意する必要があります．中長期的に栄養点滴が必要であれば，中心静脈留置カテーテルを用いたTPN（中心静脈栄養法）にて与薬を行います（**9-2 図2参照**）．TPNでは末梢点滴より浸透圧の高い栄養点滴が行えるという特徴があります（**合併症として高血糖**に注意します）が，できるだけ食事から栄養を摂る（経腸栄養）ようにします．

　また，輸液は体の浸透圧に近いように作られていますが，一部の注射薬同士で結晶ができてしまうものがあり（たとえば酸性とアルカリ性の注射を併せるなど），そのまま与薬すると血管を詰まらせてしまう可能性があるので，注射薬の組み合わせ（配合変化といいます）にも注意が必要です．また，2つに区分された製剤は必ず開通してから与薬します（**図5**）．

図1　細胞外液と細胞内液，0.9% 生理食塩水と 5% ブドウ糖液がいきわたる部位

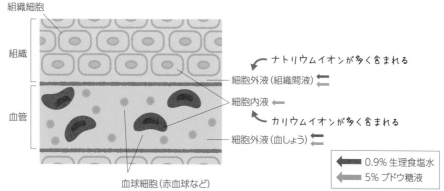

組織細胞

組織

血管

血球細胞（赤血球など）

ナトリウムイオンが多く含まれる

細胞外液（組織間液）

細胞内液

カリウムイオンが多く含まれる

細胞外液（血しょう）

0.9% 生理食塩水
5% ブドウ糖液

図2　リンゲル液（等張電解質液）

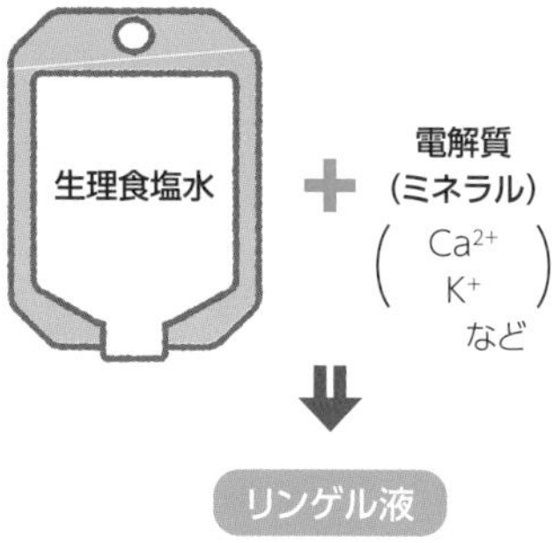

生理食塩水 ＋ 電解質（ミネラル）
$\begin{pmatrix} Ca^{2+} \\ K^+ \\ \text{など} \end{pmatrix}$

⬇

リンゲル液

図3　1〜4 号液（低張電解質液）

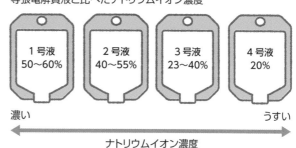

等張電解質液と比べたナトリウムイオン濃度

| 1 号液 50〜60% | 2 号液 40〜55% | 3 号液 23〜40% | 4 号液 20% |

濃い　　　　　　　　　　　　　　　　　　うすい

ナトリウムイオン濃度
（1・4 号液にはカリウムイオンが入っていない）

図4　脱　水

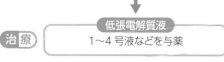

● 高張性脱水（1 次脱水：細胞内外の水分が減少する脱水）

⬇

治療　低張電解質液
1〜4 号液などを与薬

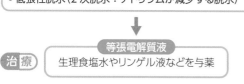

● 低張性脱水（2 次脱水：ナトリウムが減少する脱水）

⬇

治療　等張電解質液
生理食塩水やリンゲル液などを与薬

上記 2 つの脱水が併発した混合性脱水もある．

図5　2 つに区分された輸液の与薬

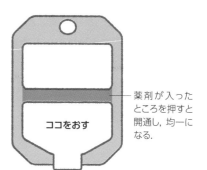

ココをおす

薬剤が入ったところを押すと開通し，均一になる．

放射線・MR検査と造影剤

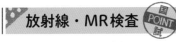

放射線・MR検査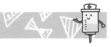

　医療機関では病気の診断や治療の経過を判断するためさまざまな画像検査が行われます．検査には放射線を活用する検査と活用しない検査があります．いずれの検査も適切な画像を撮るために検査前に**衣服の金属物や体内異物（骨折治療のための人工物やペースメーカーなど）の有無を確認します．**

●放射線を活用する検査（X 線検査〔レントゲン検査〕・CT検査）

　X線を照射します．注意事項は妊婦さんへのX線の照射ですが，胎児に影響が出る可能性のある線量は100 mGy（ミリグレイ）と言われています．単回の検査では線量が少ないのですが，**複数回での照射によって胎児に影響が出る可能性も考えられますので，妊娠の有無について確認することが必要です．**

　肺や腸管の空洞部分のようにX線が通りやすいところは黒く映り，骨のようにX線が通りにくい所は白く映ります（**図1**）．

　CT検査はX線検査より鮮明に画像を撮ることができます．CT検査はドーナツのような機械の中にからだを順に入れ，断続的に撮影し，その写真をつなげることで，からだの内部を細かく見ることができます（**図2**）．

●放射線を活用しない検査（MR検査〔MRI検査・MRA検査〕）

　強力な磁石と電波を活用します．CT検査と同じようにドーナツのような機械の中にからだを順に入れ，断続的に撮影します．MRI検査はCT検査に比べて，画像を鮮明に撮影する事ができます．なお，撮影時は大きな音がでます．MRA検査は主に脳の血管撮影を行います（**図3**）．

造影剤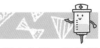

　造影剤は画像検査時に病気の発見をより行いやすくするために用います．胃や大腸の消化管造影検査は内服薬もしくは注入で，CT検査やMR検査の実施時に注射薬で投与します．

●胃や大腸の消化管造影検査（バリウム検査）

　硫酸バリウムはX線を通しにくく，病変を見つけることができます．胃の検査には経口的，大腸検査には肛門から与薬など，目的とする臓器の検査に用いられます．

●CT検査を行う時に用いる造影剤（ヨード造影剤）

　ヨード造影剤はX線を通しにくく，造影剤を注入した部分は白く映ります．

●MR検査を行う時に用いる造影剤（ガドリニウム造影剤）

　ガドリニウム造影剤は金属イオンを含む注射薬で，コントラストをはっきりさせることができます．

造影剤使用時の注意事項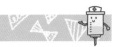

　造影剤の与薬時は検査前にさまざまな確認が大切です．造影剤の使用時の注意事項と副作用（**表1**）を把握して検査を行いましょう．

図 1　Ｘ線検査（レントゲン検査）

胸部撮影

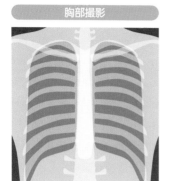

上部消化管検査（胃透視）

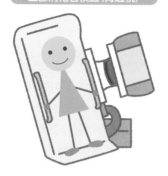

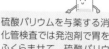

硫酸バリウムを与薬する消化管検査では発泡剤で胃をふくらませて，硫酸バリウムの白く映る部分で胃の状態を確認します．

図 2　CT 検査

検査のイメージ

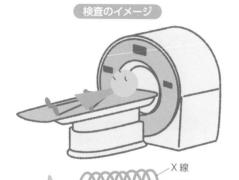

Ｘ線

撮影のイメージ（左：胸部，右：頭部）

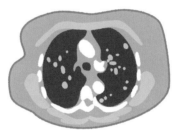
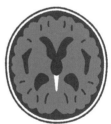

筒状の機械の中で，連続的にＸ線を照射する事で体内の状態を把握する事ができます．

図 3　MR 検査の撮影イメージ

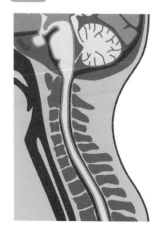

表 1　造影剤の注意事項と副作用

注意事項	アレルギー体質や喘息の既往がある場合に副作用の起こる確率が高くなる．また，腎臓の機能が低下している場合は造影剤の排泄が遅くなるため，副作用が出やすい．
造影剤の副作用　医療安全＋	投与直後に発現する副作用はアナフィラキシー様反応（呼吸困難，ショック）やアレルギー反応（痒みや蕁麻疹，嘔吐，くしゃみ，喉の違和感など）がある．

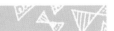

放射線関連薬剤，もう一歩

心臓のCAG（冠動脈造影）と心臓カテーテル検査・治療

　心臓に酸素や栄養を供給する冠動脈の血液の流れが悪くなる（狭心症）や詰まり（心筋梗塞）を把握するためにCAG（冠動脈造影検査）やカテーテル治療を行います．

① 手の血管（橈骨動脈や上腕動脈）または鼠径部の血管（大腿動脈）から細いカテーテルを入れ，冠動脈の血管まで挿入します．その際にX線を照射し，適切な挿入を確認します．

② X線を照射し，ヨード造影剤をカテーテルから注入します．

③ 狭窄（血管の詰まりがあり，細くなっている部分）ではバルーン（風船）をふくらませて治療する場合やステント（ストローのようなつつ状のもの）を入れて治療を行う経皮的冠動脈形成術（PTCA），詰まっている血管の手前で別の血管につなぐ冠動脈バイパス術（CABG）などが行われます．

④ 冠動脈血管内にステントを留置した場合は，血液が固まらないように**抗血小板薬（3-9参照）を与薬**します．

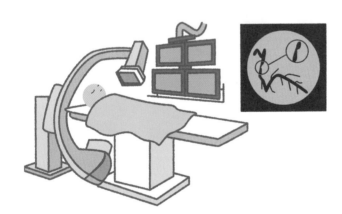

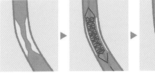

しくみ
造影剤を注入して，撮影を行う．
血管の詰まり等を確認する．

治療前　　　ステントを　　　治療後
　　　　　血管内に留置

ステントを留置した場合は抗血小板薬を服用する.

心臓内の血流の検査

　スワンガンツカテーテルを用いて，心臓の血流の状態を把握することができます．心臓の状態をForrester（フォレスター）分類で4つに分類することができ，薬物治療の方針決定に活用します．その他に，心臓内の血流の検査を行わず，うっ血と低灌流（血液の流れが悪い）の症状の有無から心臓の状態を分類し，薬物治療の方針決定に活用するNohria-Stevenson（ノリア・スティーブンソン）分類もあります．

RI（核医学）検査 国試POINT

　がん細胞の有無には血液検査（9-1参照）や造影剤を用いた検査（11-5参照）以外にRI（核医学）検査があります．RI検査はがんなどの特定の細胞に集まりやすい薬液を与薬して，病気を発見します．

PET検査：がん細胞は頻繁に増殖をくり返し，ブドウ糖を取り込みます．そのブドウ糖に目印をつけて，がん細胞の有無を見つける検査です．

骨シンチグラフィ：がん細胞に取り込まれる**放射性同位体元素**を与薬して，がん細胞の有無をみつける検査です．乳がん，前立腺がん，肺がんなどの悪性腫瘍の骨転移の診断などに用いられます．

PET検査のイメージ図	骨シンチグラフィのイメージ図

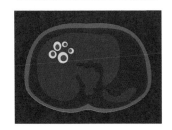

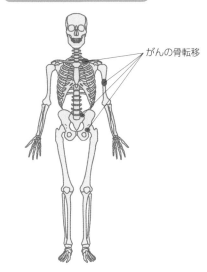

がんの骨転移

ヨード系造影剤とビグアナイド系薬剤（メトホルミン）の相互作用 医療安全＋

　CT検査時に用いられるヨード造影剤はビグアナイド系糖尿病薬（メトホルミン）併用により**乳酸アシドーシス**（アシドーシスに関しては5-1図3参照）をきたすことがあるため注意が必要です．ヨード造影剤は一時的に腎臓の機能を低下させ，ビグアナイド系糖尿病薬（メトホルミン）の排泄が遅くなり，薬の濃度が高くなる事が原因です．

　電子添文には以下の記載があります．

> 検査前はビグアナイド系薬剤の投与を一時的に中止すること．
> ヨード造影剤投与後48時間は本剤の投与を再開しないこと．

第11章　章末問題

次の問題について，説明の内容が正しいかどうか○か✕で答えよ.

① 緑内障は視野が緑色に見える症状が現れる.

② 白内障は積極的な薬物治療で根治できる.

③ 緑内障は失明の原因の第1位である.

④ 緑内障の薬物治療には眼房水の産生を抑える薬を使用する.

⑤ 褥瘡の原因の一つに低栄養が挙げられる.

⑥ 褥瘡は腹部に発生しやすい特性がある.

⑦ 褥瘡の発生のリスク評価にブレーデンスケールがある.

⑧ 腰椎圧迫骨折の治療は積極的に手術を行う.

⑨ 大腿骨頸部骨折の重症度の分類にガーデン分類がある.

⑩ 骨折の術後のリハビリ時に痛みがあるときは非ステロイド性鎮痛薬(NSAIDs)やアセトアミノ
　 フェンを使用する.

章末問題（解答・解説）

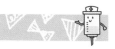

第1章　章末問題（解答・解説）

① ✕：薬によって異なります．

② 〇：内服薬は初回通過効果（肝臓の通過）によって代謝されますが，注射薬は初回通過効果を回避することができます．

③ ✕：結合型の薬剤は細胞に移行せず，薬効を示しません．薬効を示すのは遊離型（非結合型）です．

④ ✕：治療域と中毒域が近い薬は薬物血中濃度モニタリングを行います．

⑤ ✕：加齢により腎機能が低下することで排泄の遅延が起こるため，半減期は延長し薬効が増強します．

⑥ ✕：ほとんどの薬は母乳に移行することが知られています．少量でも乳幼児に影響を与える薬の使用は控えます．

⑦ 〇：麻薬の残薬や注射薬の空のアンプルは麻薬管理者へ返却します．

⑧ 〇：薬に関する情報は正確性を判断して使用する必要があります．

⑨ ✕：ポリファーマシーは薬の重複により，副作用や残薬が多く発生する問題です．

⑩ 〇：報告によって作業環境の見直しを行うことが大切です．

第2章　章末問題（解答・解説）

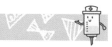

① ✕：神経の構造は血管とは異なり，すきまのある構造で，神経伝達物質が情報伝達を行っています．

② 〇：α_1受容体の刺激により血管が収縮し，血圧が上昇します．逆に遮断すると血管の収縮を抑えることができるため，降圧薬として使用されます．

③ ✕：β_2受容体を刺激することにより気管支が拡張します．遮断すると気管支が収縮します．

④ 〇：抗コリン薬は副交感神経のはたらきを抑える作用があるため，腸の動きを抑え，便秘を引き起こします．

⑤ ✕：統合失調症は神経伝達物質のドパミンが過剰に分泌されています．

⑥ ✕：アルツハイマー病の治療にはアセチルコリンの分解を抑えて作用を増強させる薬や，グルタミン酸を抑える薬を使用します．SSRIは抗うつ薬です．

⑦ ✕：ノンレム睡眠とレム睡眠が一定の割合で発生することにより良質な睡眠が得られます．

⑧ 〇：ベンゾジアゼピン系薬はほかにも抗不安薬としても使用します．

⑨ ✕：オレキシンは覚醒（めざまし）ホルモンで，受容体遮断薬が睡眠薬として使用されています．

⑩ 〇：てんかんは発作を予防することが重要です．

▶ 第3章　章末問題(解答・解説)

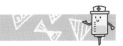

① ✖ ：骨髄で作られます.

② 〇 ：塩分を摂りすぎることにより高血圧を招きます.

③ 〇 ：グレープフルーツジュースはカルシウム拮抗薬の代謝を低下させます. その結果, 薬の作用が増強し, 血圧の低下をもたらすことがあるので併用を避けることが大切です.

④ 〇 ：血液中の水分を減らす目的で利尿薬が使用されます.

⑤ ✖ ：完全閉塞する疾患は心筋梗塞です. 狭心症は冠血管の一部が細くなり, 心筋への酸素と栄養が不足することで起こる疾患です.

⑥ 〇 ：発作時はニトログリセリンの舌下錠を使用します. 舌下錠は肝臓での初回通過効果を避けることができ, 効果が早く現れます. 予防のため血管拡張効果のある貼付剤も使用されます.

⑦ 〇 ：アドレナリンはα・β受容体の両方に作用するため, 血管の収縮および心臓機能の増強の相乗効果にて血圧が上昇します.

⑧ 〇 ：その他の副作用として不整脈があります.

⑨ 〇 ：ループ利尿薬はループ管での水とナトリウムイオンの再吸収を抑える作用があるため, 血液中のナトリウムイオンが低下することがあるので注意が必要です.

⑩ ✖ ：痛風は血液中の尿酸が増える病気であるため, 尿酸の材料になるプリン体を多く含む食品(ビールや魚卵など)の過剰な摂食を控える必要があります.

▶ 第4章　章末問題(解答・解説)

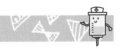

① 〇 ：ホルモンは血液中に分泌され, 血流により, 作用器官へ到達します.

② 〇 ：糖尿病は生活習慣が関連する2型の方が患者数が多いです.

③ ✖ ：早期に発症するのは末梢神経障害です.

④ ✖ ：インクレチンはインスリンの作用を強め, 間接的に血糖を下げる作用があります.

⑤ 〇 ：バソプレシンは脳下垂体後葉から分泌されます. 腎臓での水の再吸収を促すホルモンです.

⑥ ✖ ：アルドステロンは副腎皮質から分泌されます. 腎臓で水とナトリウムイオンの再吸収を促します. 副腎髄質からはアドレナリンがおもに分泌されます.

⑦ 〇 ：甲状腺機能亢進症の一つであるバセドウ病の症状には, そのほかに頻脈や代謝の亢進(発熱・発汗など)があります.

⑧ 〇 ：高カルシウム血症に注意が必要です. 症状として倦怠感(だるさ)やせん妄を引き起こします.

⑨ 〇 ：カルシトニンは注射薬として筋肉内注射で与薬します.

⑩ 〇 ：そのほかの水溶性ビタミンではビタミンCに抗酸化作用があります.

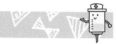

▶ 第5章 章末問題(解答・解説)

① ✕：二酸化炭素は水に溶けると酸性を示します．多くの二酸化炭素が血液中にたまることによって呼吸性アシドーシスをもたらします．

② ✕：血液のpHは約7.4で，弱アルカリ性です．

③ ✕：過換気症候群では血液中の二酸化炭素が減少する(酸性の要因が減少する)ことによりアルカローシスをもたらします．過換気症候群はパニック時に起こりやすいので，注意が必要です．

④ ◯：気管支喘息は即時型のI型アレルギーです．

⑤ ◯：気管支喘息は予防することが大切であり，予防にステロイド薬の吸入(炎症の防止)や長時間作用型のβ_2刺激薬(気管支拡張作用)が使用されます．

⑥ ◯：リン酸コデインは肝臓で代謝され，モルヒネになります．モルヒネの副作用である便秘が出現します．

⑦ ◯：β刺激薬の使用により，β_1作用が出現し，動悸をもたらすことがあります．

⑧ ◯：誤嚥性肺炎は口腔内の細菌の気管への誤嚥が原因になるので，定期的な口腔ケアが大切です．

⑨ ◯：慢性閉塞性肺疾患(COPD)は喫煙習慣によって生じる疾患です．薬物療法の効果は乏しく，在宅酸素療法(HOT)を行います．

⑩ ✕：睡眠時無呼吸症候群(SAS)は生活習慣と関係が強いといわれており，体重減少のために生活習慣の改善や機器を用いた陽圧酸素の吸入などの治療が行われます．

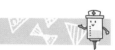

▶ 第6章 章末問題(解答・解説)

① ✕：胃酸のpHは1.0～2.0程度で，強酸性です．

② ◯：脂肪はほかの糖質やアミノ酸と異なり，胸管(リンパ管の一部)を経て全身に送られます．糖質やアミノ酸は小腸粘膜から吸収され，門脈から肝臓を通り，全身へ送られます．

③ ◯：逆流性食道炎は胃酸の出すぎが原因であるため，胃酸の分泌を抑えるH₂受容体遮断薬やプロトンポンプ阻害薬を使用します．

④ ✕：プロトンポンプを阻害することで胃酸の分泌を抑えます．

⑤ ◯：ヘリコバクター・ピロリ菌は胃・十二指腸潰瘍の原因の一つと考えられており，抗菌薬2種類とプロトンポンプ阻害薬を用いた除菌を行います．

⑥ ✕：抗がん薬による嘔気にはセロトニンやサブスタンスPが関連しています．

⑦ ✕：酸化マグネシウムは腸管からはほとんど吸収されず，便に水分を保つはたらきがあります．長期的な服用によってわずかな吸収の蓄積が生じ，高マグネシウム血症を引き起こすことがあるので注意が必要です．

⑧ ◯：グリセリンは浣腸に使用されます．

⑨ ◯：潰瘍性大腸炎の治療には内服薬や注射薬だけでなく，外用薬のステロイド薬も使用されます．

⑩ ✕：炎症性腸疾患(IBD)の初期治療の効果が充分に得られなかった場合に，抗TNFα製剤が使用されます．

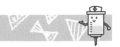

第7章　章末問題(解答・解説)

① ◯：肝臓にて栄養分からアルブミンがつくられるので，低栄養や重度の肝機能低下によって低アルブミン血症をもたらします．

② ◯：血液中のアルブミンが低下することで，膠質浸透圧(血液中の水分を保つ力)が低下します．その結果，血液中の水分が細胞へ移行するため，浮腫が生じます．

③ ◯：プロトロンビンやフィブリノゲンなどの血液凝固因子は肝臓で作られるため，重度の肝機能低下で生成量が減り，出血傾向になるので手術時は注意が必要です．

④ ✕：アンモニアは肝臓で無害な尿素に変えられて，腎臓から排出されますが，肝臓の機能低下により高アンモニア血症をもたらすことがあります．

⑤ ◯：肝硬変や肝がんのおもな原因にウイルス感染があります．

⑥ ◯：そのほかの副作用に精神神経症状(自殺企図など)や間質性肺炎なども挙げられます．

⑦ ✕：2014年にC型肝炎ウイルスの治療薬が発売され，治癒する可能性が大幅に増加しました．

⑧ ◯：γ-GTPはアルコール性肝炎の診断に使用されます．

⑨ ◯：胆汁は肝臓で作られて胆のうに蓄えられ，必要時に消化管中に分泌されます．

⑩ ◯：胆道を閉塞させる原因(がんや結石)がある場合に，胆汁成分が消化管ではなく血液中に移行し，全身に送られると黄疸が発症します．

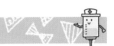

第8章　章末問題(解答・解説)

① ✕：予防接種は能動免疫の例で，自己の免疫機能を利用して抗体を作り，感染症の重症化を防ぎます．

② ✕：花粉症は1型アレルギーで，そのほかの例として気管支喘息やアナフィラキシーショックなどが挙げられます．

③ ◯：1型アレルギーはIgE抗体が関与し，肥満細胞からのヒスタミンが血液中に分泌されることによって発症します．

④ ✕：血液中にはIgG抗体が一番多く含まれています．

⑤ ◯：全身性エリテマトーデス(SLE)は自己免疫疾患で，ステロイド薬が治療に使用されます．

⑥ ◯：プロスタグランジンは，細胞膜のリン脂質に含まれるアラキドン酸から作られ，炎症性物質であるブラジキンの分泌を促し，痛みを感じさせやすくする作用があります．

⑦ ✕：非ステロイド性鎮痛薬(NSAIDs)はアラキドン酸からシクロオキシゲナーゼのはたらきを抑えて，プロスタグランジンの生成を抑えます．

⑧ ✕：ステロイド薬は副作用により高血糖や易感染になる(感染症にかかりやすくなる)ので注意が必要です．

⑨ ○：非ステロイド性鎮痛薬(NSAIDs)は胃の粘膜を保護する作用のあるプロスタグランジンを阻害し，粘膜障害を起こします．

⑩ ○：注射薬や内服薬としてステロイドが使用されます．

第9章　章末問題(解答・解説)

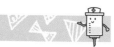

① ✗：日本人の死因の第1位は悪性新生物(がん)，第2位は心疾患，第3位が肺炎となっています(2016年現在)．

② ✗：PSAは前立腺がんの指標で，肝臓がんの指標にはPIVKA-Ⅱなどがあります．

③ ✗：アルキル化薬は遺伝子DNAの2本鎖をほどけないようにする作用でがん細胞の増殖を抑制します．

④ ○：乳がんの治療は女性ホルモンの生成に関わる酵素を阻害する薬などを使用します．

⑤ ✗：免疫チェックポイント阻害薬は直接的にがん細胞に作用するのではなく，がん細胞が発する"免疫機能を抑える物質"を抑えることにより免疫の機能を高め，がん細胞の増殖を抑えます．

⑥ ○：骨髄抑制による副作用には，赤血球の減少による貧血，白血球の減少による易感染，血小板の減少による出血などが挙げられます．

⑦ ✗：WHOがん疼痛ラダーでは，第1段階では非ステロイド性鎮痛薬(NSAIDs)やアセトアミノフェンなどの鎮痛薬を使用します．

⑧ ○：モルヒネのそのほかの副作用には，嘔気・嘔吐，眠気があり頻度は少ないですが重大な副作用として，呼吸抑制が挙げられます．

⑨ ○：突出痛には舌下錠も用いられます．持続痛にはフェンタニルの貼付剤(1日用・3日用)や持続注射などを用いて痛みを抑えます．

⑩ ✗：神経障害性疼痛(ビリビリ・ジンジンするような痛み)には鎮痛補助薬を使用します．

第10章　章末問題(解答・解説)

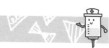

① ○：ヒトの細胞には細胞壁はなく，細菌の細胞にはあります．その違いを利用して，ヒトの細胞に影響を及ぼさず，細菌だけを死滅させる抗菌薬が使われています．

② ✗：結核は空気感染します．肺結核など体外に結核菌が出る可能性がある場合は，陰圧室などの個室に隔離する必要があります．

③ ○：インフルエンザの症状である発熱や咳などがある場合は，患者さんにサージカルマスクを装着し，飛沫させないようにすることが大切です．

④ ✗：抗菌薬により抗菌効果がある菌の種類がそれぞれ異なります．これを抗菌スペクトルといいます．限られた菌のみに対応できる薬を狭域スペクトル，幅広く多くの種類に対応できる薬を広域スペクトルといいます．

⑤ ✗：感染症は血液検査だけでなく，感染徴候(バイタルなど)や画像検査などを総合的に判断して評価します．

⑥ ○：抗菌薬の使用により，体内環境を守る腸内細菌なども死滅させ，菌交代症が起こり，下痢などの症状を起こすことがあります．これらの症状の出現があれば，薬剤の中止を検討します．

⑦ ✕：ウイルスの治療には抗菌薬で効果を得ることはできません．インフルエンザなどの治療に用いられる薬のように，ウイルスの種類によって使用できる薬は限られています．なお，かぜ症候群には対症療法を行います．

⑧ ○：季節性インフルエンザ感染症の予防には10月～11月頃にワクチンを接種します．

⑨ ✕：エルゴステロールはヒトの細胞膜には含まれません．

⑩ ✕：グルタラールは高水準の消毒薬で，手指消毒には使用できません．

第11章　章末問題（解答・解説）

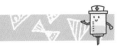

① ✕：緑内障は眼房水の流出の不具合により，眼圧が上昇する疾患です．

② ✕：白内障は薬の治療では効果が得られにくいため，手術治療を行います．

③ ○：なお，失明の原因の第2位は糖尿病性網膜症です．

④ ○：そのほかに眼房水の排出を促す薬が使用されます．

⑤ ○：食事の摂食状況や低アルブミン血症の有無について確認が重要です．

⑥ ✕：腹部は褥創が発生することはなく，仰臥位や側臥位で体重がかかるところに褥創が発生しやすいので注意が必要です．

⑦ ○：その他，褥創そのものの評価にはDESIGN-Rが使用されます．

⑧ ✕：腰椎圧迫骨折はコルセットを使用するなど，腰に体重がかからないように安静にして治療を行うことが多く，手術適応になることは少ないですが腰椎に骨セメントを入れる手術もあります．

⑨ ○：1型～4型まであり，数字が大きくなると重症度が大きくなります．

⑩ ○：痛みがあるときは鎮痛薬を服用しながらリハビリを行います．

略語一覧

5-HT：5-hydroxytryptamine（5-ヒドロキシトリプタミン）

ACE：angiotensin converting enzyme（アンジオテンシン変換酵素）

ACTH：adrenocorticotropic hormone（副腎皮質刺激ホルモン）

ADH：antidiuretic hormone（抗利尿ホルモン）

AED：automated external defibrillator（自動体外式除細動器）

ALT：alanine aminotransferase（アラニンアミノトランスフェラーゼ）

AMR：antimicrobial resistance（〔抗微生物薬への〕薬剤耐性）

APTT：activated partial thromboplastin time（活性化部分トロンボプラスチン時間）

ARB：angiotensin Ⅱ receptor blocker（アンジオテンシンⅡ受容体遮断薬）

ART：antiretroviral therapy（抗レトロウイルス療法）

AST：aspartate aminotransferase（アスパラギン酸アミノトランスフェラーゼ）

BCG：bacillus Calmette-Guérin

BPSD：behavioral and psychological symptoms of dementia（行動・心理症状）

CABG：coronary artery bypass grafting（冠動脈バイパス術）

CAG：coronary angiography（冠動脈造影検査）

CCS：cannulated cancellous screw

CD：Clostridium difficile（クロストリジウム・ディフィシル）

CHS：compression hip screw

COPD：chronic obstructive pulmonary disease（慢性閉塞性肺疾患）

COX：cyclooxygenase（シクロオキシゲナーゼ）

CPAP：continuous positive airway pressure（持続的気道内陽圧呼吸）

CTZ：chemoreceptowr trigger zone（化学受容器引き金帯）

DC：direct current defibrillator（直流除細動器）

DNA：deoxyribonucleic acid（デオキシリボ核酸）

DOTS：directly observed treatment, short-course（直接監視下短期化学療法）

DPP4：dipeptidyl peptidase-4（ジペプチジルペプチダーゼ-4）

DSS：dopamine system stabilizer（ドパミン系安定薬）

EGFR：epidermal growth factor receptor（上皮成長因子受容体）

ENBD：endoscopic nasobiliary drainage（内視鏡の経鼻胆道ドレナージ）

EMR：endoscopic mucosal resection（内視鏡的粘膜切除術）

ERBD：endoscopic retrograde biliary drainage（内視鏡的逆行性胆管ドレナージ）

ERCP：endoscopic retrograde cholangiopancreatography（内視鏡的逆行性胆道すい管造影）

ESBLs：extended spectrum β lactamases（基質特異性拡張型βラクタマーゼ）

ESD：endoscopic submucosal dissection（内視鏡的粘膜下層剝離術）

EST：endoscopic sphincterotomy（内視鏡的乳頭切開術）

FSH：follicle stimulating hormone（卵胞刺激ホルモン）

G-CSF：granulocyte colony-stimulating factor（顆粒球コロニー刺激因子）

GH：growth hormone（成長ホルモン）

GIP：gastric inhibitory polypeptide（消化管抑制ペプチド）

GLP-1：glucagon-like peptide-1（グルカゴン様ペプチド-1）

GnRH：gonadotropin releasing hormone（性腺刺激ホルモン放出ホルモン）

GTP：glutamyl transpeptidase（グルタミルトランスペプチダーゼ）

HDL：high-density lipoprotein（高密度リポタンパク質）

HER2：human epidermal growth factor receptor type2（ヒト上皮増殖因子受容体2型）

Hib ワクチン：Haemophilus influenzae type b ワクチン

HIV：human immunodeficiency virus（ヒト免疫不全ウイルス）

HMG-CoA：hydroxymethylglutaryl-coenzyme A（ヒドロキシメチルグルタリル補酵素A）

HOT：home oxygen therapy（在宅酸素療法）

HPV：human papillomavirus（ヒトパピローマウイルス）

IBD：inflammatory bowel disease（炎症性腸疾患）

IBS：irritable bowel syndrome（過敏性腸症候群）

Ig：immunoglobulin（免疫抗体）

IGRA：interferon-γ release assays（インターフェロン-γ 遊離試験）

ITP：idiopathic thrombocytopenic purpura（特発性血小板減少性紫斑病）

JAK：janus kinase（ヤヌスキナーゼ）

LDL：low-density lipoprotein（低密度リポタンパク質）

LH：luteinizing hormone（黄体形成ホルモン）

LT：leukotriene（ロイコトリエン）

LTBI：latent tuberculosis infection（潜在性結核感染症）

MAC：mycobacterium avium complex

MARTA：multi-acting receptor-targeted antipsychotics（多元受容体標的化抗精神病薬）

MRSA：methicillin-resistant Staphylococcus aureus（メチシリン耐性黄色ブドウ球菌）

MR ワクチン：measles-rubella ワクチン

NaSSA：noradrenergic and specific serotonergic antidepressant（ノルアドレナリン作動性・特異的セロトニン作動性抗うつ薬）

NK1：new quinolone 1（ニューキノロン1）

NK 細胞：natural killer 細胞（ナチュラルキラー細胞）

NMDA：N-methyl-D-asparate receptor

NRS：numerical rating scale（ニュメリカルレーティングスケール）

NS5A，NS5B：Non-structural protein 5A，5B（非構造タンパク質5A，5B；HCV が増殖するのに必要なタンパク質）

NSAIDS：nonsteroidal anti-inflammatory drugs（非ステロイド性抗炎症薬）

NYHA：New York Heart Association（ニューヨーク心臓協会）

PCA：patient controlled analgesia（自己調整鎮痛法）

PCR：polymerase chain reaction（ポリメラーゼ連鎖反応）

PG：prostaglandin（プロスタグランジン）

PGE2：prostaglandin E2（プロスタグランジンE2）

PMDA：Pharmaceuticals and Medical Devices Agency（医薬品医療機器総合機構）

PPE：personal protective equipment（個人防護具）

PT-INR：prothrombin time-international normalized ratio（プロトロンビン時間国際標準比）

PTCA：percutaneous transluminal catheter angioplasty（経皮的冠動脈形成術）

PTCD：percutaneous transhepatic cholangial drainage（経皮経肝胆道ドレナージ）

PTGBD：percutaneous transhepatic gallbladder drainage（経皮経肝胆のうドレナージ）

PTH：parathormone（パラトルモン）

RDS：respiratory distress syndrome（新生児呼吸窮迫症候群）

RNA：ribonucleic acid（リボ核酸）

SAS：sleep apnea syndrome（睡眠時無呼吸症候群）

SDA：serotonin-dopamine antagonist（セロトニン・ドパミン拮抗薬）

SGLT2：sodium glucose co-transporter 2（ナトリウム・グルコース共輸送体2）

SLE：systemic lupus erythematosus（全身性エリテマトーデス）

SNRI：serotonin/norepinephrine reuptake inhibitor（セロトニン・ノルアドレナリン再取り込み阻害薬）

SMBG：self monitoring of blood glucose（血糖自己測定）

SSRI：selective serotonin reuptake inhibitor（選択的セロトニン再取り込み阻害薬）

ST合剤：sulfamethoxazole-trimethoprim合剤

SU薬：sulfonylurea agent（スルホニル尿素薬）

t-PA：tissue plasminogen activator（組織型プラスミノゲンアクチベータ）

T3：triiodothyronine（トリヨードサイロニン）

T4：thyroxine（サイロキシン）

TDM：therapeutic drug monitoring（薬物血中濃度モニタリング）

THA：total hip arthroplasty（人工関節全置換術）

TNFα：tumor necrosis factor α（腫瘍壊死因子α）

TPN：total parenteral nutrition（中心静脈栄養）

TSH：thyroid stimulating hormone（甲状腺刺激ホルモン）

TX：thromboxane（トロンボキサン）

VAS：visual analogue scale（ビジュアルアナログスケール）

VDT：visual display terminals（ビデオ表示端末装置）

VLDL：very low-density lipoprotein（超低密度リポタンパク質）

VRE：vancomycin-resistant enterococci（バンコマイシン耐性腸球菌）

WHO：World Health Organization（世界保健機関）

日本語索引

著者略歴

町谷安紀（まちたに・やすのり）

1977年9月生まれ．大阪薬科大学（現：大阪医科薬科大学）卒業，薬剤師．

大学を卒業後，社会医療法人生長会 ベルランド総合病院に勤務．その後，同会 府中病院薬剤部 リーダー，同会 阪南市民病院 薬剤部・企画部主任，医療安全管理室 室長補佐を経て，薬剤部 科長補佐，クオリティ・マネジメント本部 法人医療安全・危機管理室 室長補佐に配属され現在に至る．

薬剤師として臨床現場に従事する傍ら，ベルランド看護助産大学校，関西医療大学，久米田看護専門学校にて非常勤講師を務める．また，2003年より看護師国家試験，助産師国家試験などの国家試験対策講義を担当．2012年から開催している「わかる！できる！看護師国家試験対策セミナー」では，延べ5,000人以上が受講している．2020年には，本書の韓国語版が発刊された．そのほか，多くの医療機関で感染管理や医療安全などのレクチャーを提供しており，看護師の特定行為研修では臨床薬理学を担当している．

イラストで理解するかみくだき薬理学

2018 年 9 月 14 日	1 版 1 刷	©2023
2020 年 8 月 1 日	2 版 1 刷	
2022 年 2 月 15 日	2 刷	
2023 年 8 月 1 日	3 版 1 刷	

著　者
まちたにやすのり
町谷安紀

発行者
株式会社 南山堂　代表者 鈴木幹太
〒113-0034　東京都文京区湯島 4-1-11
TEL 代表 03-5689-7850　www.nanzando.com

ISBN 978-4-525-14083-0

A1408310301-A